阅读成就思想……

Read to Achieve

U0221968

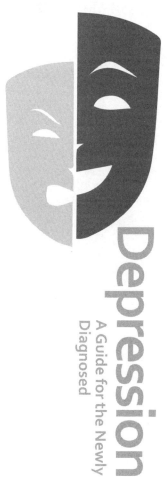

Depression
A Guide for the Newly Diagnosed

战胜抑郁症

写给抑郁症人士及其家人的自救指南

［美］李·科尔曼（Lee H.Coleman） 著

董小冬 译

中国人民大学出版社

·北京·

想象一下，你违背自己的意愿缓慢地进入了一个山洞，洞中光线散尽，岩石墙壁近在咫尺。在极度黑暗中，你孤身一人，感到迷失、痛苦和焦虑，甚至会冒出自杀的念头。这就是抑郁症患者会有的体验。再想象一下，一个富有学识、温柔善良、体贴入微的人，带着生存用品，更重要的是还拿着一个手电筒和一张路线图来带你离开这个可怕的地方。想象到此为止！抑郁症是当今世界上最有可能击倒任何人的一种疾病，《战胜抑郁症》这本书则为那些在抑郁中挣扎的患者提供了宝贵的路线图和亮光。为了你自己和你爱的人，请赶快购买本书并阅读吧。

小安德森·汤姆森（J.Anderson Thomson）
医学博士，弗吉尼亚大学埃尔森学生健康中心精神科任职医生，《面对双相障碍》（*Facing Bipolar*）合著者

对抑郁症患者来说，这是一本通俗易懂、非常实用的指南。

莫娜·维斯曼（Myrna Weissman）
《对抑郁症青少年的人际关系心理治疗》
（*Interpersonal Psychotherapy for Depressed Adolescents*）和
《人际关系疗法快速指南》（*Quick Guide to Interpersonal Psychotherapy*）合著者

抑郁症是一种可以治疗的疾病，但同时也是一个复杂的问题，它需要那些深受折磨的患者理解自身的处境，同时明白他们需要做什么才能康复。在这本具有极高参考价值的书中，李·科尔曼运用富有同理心且通俗易懂的方式为读者指点迷津，引导读者拨云见日，理解抑郁症的复杂性。书中涉及抑郁症的诊断、治疗、持续康复等多个方面。如果你患上了抑郁症又不知道该做什么，我强烈建议你通过阅读这本书来开始你的康复之旅。

格雷格·亨里克斯（Gregg Henriques）
博士后，杰姆斯麦迪逊大学临床心理学教授，
《心理学新兴统一理论》（*A New Unified Theory of Psychology*）
作者

这本书内容丰富，语言简洁明了，具有广泛的适用性，几乎任何心理健康领域的从业者都可以推荐给患有抑郁症的客户。它使患有抑郁症的读者能够以一个知情者的身份积极参与到自己的治疗中。作者将从文献中获得的关于抑郁症的知识和治疗效果，与自己从临床实践中获得的智慧和敏锐相结合，为抑郁症的治疗提供了有用的直接的方向。

凯伦·梅特兰·席林（Karen Maitland Schilling）
博士后，迈阿密大学心理学荣誉退休教授

顾亚亮

中国社工联合会心理健康工作委员会心身医学学部主委

顾亚亮心理医生团队创始人

前些天，中国人民大学出版社商业新知事业部的编辑张亚捷向我推荐了他们即将出版的新书——《战胜抑郁症》，他希望我为这本书写一篇推荐序。因为市面上关于抑郁症的自助类书比较多，在收到这本书之前，我实际上很担心自己收到一本和现有图书雷同的书而失去推荐的切入点。

庆幸的是，我非常欣喜地发现这本篇幅不大的自助书有许多独有的优势，其中最大的优势是对抑郁症进行了全景式的描述。

作为一本自助书，它涉及从自我评估到治疗的各个方面。作者在书中强调抑郁症不仅仅是一种心理疾病，也不仅仅是生理因素导致的，它是一种整体性疾病，遗传、脑内化学递质、健康状态、社会环境、童年成长经历、心理因素等都与抑郁症有千丝万缕的联系，因此抑郁症的诊断和治疗要从身体、心理、社会三个方面全面考虑和入手。

这本书还涉及关于抑郁症的各种理论，但作者并没有用艰涩的专业术语让读者感到困惑，而是用浅显易懂的语言让读者了解了生物医学、精神分析、认知学、行为学等专业对抑郁症的解释，让读者快速知道了抑郁症到底是一种什么样的疾病。

让我最有共鸣的是，作者开宗明义地告诉读者，诊断治疗抑郁症要先进行身体检查，排除包括甲状腺功能减退、贫血等一系列相关的生理疾病，防止患者被误诊误治；确诊的抑郁症在治疗过程中还要关注焦虑症、糖尿病、情感障碍等常见的抑郁症共病，以便于患者和治疗者选择更为全面的治疗方案。

作为一个心理医生，我在自己的职业生涯中看到了太多的患者、患者家属和心理咨询师因为对抑郁症了解不全面，而导致生理性抑郁的患者无法得到有效的治疗。

不久前，我在做一个关于抑郁症的讲座时，一位患者家属很困惑地问我，我的孩子又抑郁又焦虑，到底是抑郁还是焦虑？显然，他的孩子在之前的诊断和治疗中并没有得到有效的帮助。

两年之前，我的一位严重抑郁症患者，在两年中跨越了四个省市，经过六位心理咨询师的近 100 个治疗时的心理治疗都没有丝毫效果之后，才去综合医院和精神专科医院就医。经全面检查后，医生发现患者的抑郁症是良性脑瘤导致的。在切除脑瘤之后，患者的症状得到了有效的缓解，但是他的学业却被白白地耽误了两年。

我在临床工作中，也经常遇到因为冠心病、糖尿病、脑中风等疾病导致的抑郁症或抑郁共病。有些患者在接受心理治疗无效后，却拒绝进行药物治疗，最终陷入了绝望中。他们在向心理咨询师求助的时候，很少有心理治疗师、心理咨询师和从事与心理咨询相关的社会工作者意识到，只有进行有效的医学治疗，患者才能摆脱痛苦。

我对这本书感兴趣还有一个原因，就是作者不仅阐述了抑郁症的药物治疗，还着重强调了抑郁症的心理治疗，强调了认知行为治疗、人际心理疗法、精神动力疗法在抑郁症治疗中不可或缺的作用。

心理评估和心理治疗往往会被各级医务工作者忽视。在临床工作中，我同样遇到了很多数年乃至数十年被认为患有身体疾病而误诊误治的患者和抗抑郁药物治疗无效的患者，他们往往反复游走于各个医疗机构。那些有胃肠道不适、头晕、乏力、心慌、气短等严重身体症状的患者往往会被认为患了某种消化科、神经科或心血管科疾病，开始使用各种药物和物理治疗。有的人甚至远赴海外寻医求药，为此花费了大量的时间、精力、金钱，症状的改善却非常有限，有的甚至会越来越严重。

十几年前，我曾接待过一位慢性低热患者，他在进行了抗抑郁治疗之后，症状完全消失了。在这之前，他辗转于呼吸科、血液科、肿瘤科、传染病科等临床科室，越检查越恐惧，总是认为自己患了某种未知的严重疾病，几乎陷入了绝望中。如果他所遇到的医生们有一些关于抑郁症的心理知识，我想患者会更快地摆脱抑郁症的困扰，也不用花费不必要的巨额诊断费用了。

更为可贵的是，作者不仅阐述了什么是抑郁症、抑郁症的分型、抑郁症的心理治疗和药物治疗，还阐述了抑郁症患者如何寻找合适的心理治疗师和治疗方案、如何管理自己的抑郁症症状以及如何弄清自己有哪些可用的人际资源，最后作者提供了与抑郁症相关的专业资源。这些往往是患者自己会忽视的部分。相当一部分患者因为得不到理解而放弃了寻求帮助，让自己的康复之路变得更加崎岖。如果患者知道当自己罹患抑郁症的时候如何就医、如何和医生沟通，就能让医生更快、更全面地了解自己的疾病，就会更快地得到有效的帮助。

因此，我认为《战胜抑郁症》一书是患者、患者家属、基层医生、心理工作者都需要的一本指南。这本书不仅让患者和患者家属可以按图索骥，一步步去进行有效的诊断、治疗和康复；也可以让心理治疗师、心理咨询师、社会工作者初步了解抑郁症相关的医学知识，在工作中注意并提醒患者可能需要的医学帮助，才能让患者获得及时有效的帮助；还可以让基层医生和初级医务工作者及健康领域相关的从业人员了解，治疗抑郁症不仅需要药物，还需要帮助抑郁症患者进行内心深处的探索，减少患者的痛苦，让患者早日康复。

在还没有正式动手翻译这本书的时候，我就已经开始在同行和朋友圈广泛宣传这本书了。

在我所看到的抑郁症自助类书籍里面，李·科尔曼博士的这本著作最简明扼要、通俗易懂，也最让我爱不释手。

我推荐本书的理由如下。

第一，本书内容全面。从抑郁症是什么到抑郁症的精确诊断、专业治疗、治疗效果评估、症状管理、共病特征以及自杀危机等内容，本书都谈到了。最让我钦佩的是，作者在最后也针对患者及其家人提出了自我关怀的重要性以及照顾自己的一些方法，而这个主题恐怕是大多数人（不局限于抑郁症患者）都会忽略但又恰恰是我们的日常生活不可或缺的一部分。在与抑郁症做斗争的时候，专业、优质的资源是获胜的筹码之一，作者所提供的这些专业知识显然为广大抑郁症患者打开了希望之门。

第二，本书的论述非常专业。由于篇幅、目标群体等的限制，作者并没有针对某一个主题做充分而详尽的论述，但是他所呈现出来的内容都是相当有使用价值的资源。我相信作者写作本书时也秉承了他在临床咨询过程中一直鼓励患者使用个人权利的一个原则——一切（诊断、疗法、药物）都要有理有据。从专业角度看，这是一本值得信赖的关于抑郁症的著作。

第三，本书的语言深入浅出，通俗易懂。尽管目前市面上有关抑郁症的书籍已经有不少了，但如果让我给初诊患者及其家人推荐能够让读者轻松阅读并且内容具有很强的操作性的书，我会推荐这本。

能翻译这本书，我感到非常兴奋，因为作者从理论和实战经验的角度肯定了抑郁症的治疗意义，更确认了抑郁症康复的希望。对于抑郁症患者来说，这是暗夜里的一道曙光。作为一名心理咨询师，我非常高兴能够把这本书带给大家，希望更多的患者能从这本书中获益，坚持不懈地寻求帮助并最终康复。

抑郁症患者的抗争之路还很漫长。大部分抑郁症患者"甚至没有勇气在医生面前表达自己对诊断和治疗方案的担忧和疑虑",从而错失了治疗的最佳时机。有时,我们忽视了作为一个患者的尊严和正当权利,也缺少捍卫自己权益的能力。

要打破这个僵局,需要我们每个人付出努力。无论你是学生还是老师,无论你是患者还是其家人和朋友,无论你是医疗工作者还是政策制定者,我们都可以一同携手,帮助抑郁症患者创造健康的治疗环境!

感谢我挚爱的家人在翻译过程中对我的全方位支持和鼓励。借此机会,我想向我尊敬的老师、乔治福克斯大学研究生院的兰德博士、苏珊博士、肖恩博士等名师致以诚挚的谢意,也想对沈阳和谐心理咨询公司的杨雪峰老师以及我的督导老师蔡卫红博士表达我由衷的感谢。泛舟于心理学的汪洋之中,有你们为我保驾护航,我感到十分荣幸。与 TELOS International 在北京举办的中美系统婚姻家庭治疗项目的全体师生携手共进六年有余,这将是值得我感谢一生的宝贵财富。正是在诸多恩师和同学的帮助下,我才能顺利地完成这本书的翻译工作。

　　受本人专业水平所限，纰漏之处在所难免，还希望各位读者可以不吝赐教。

我很荣幸能够督导和培训未来的心理学家并以此谋生，这是我的快乐之源。因为任重道远，所以我特别谨慎，力求精益求精。我常常会思考，我的学生们到底需要什么样的课程并能将所学应用到他们的工作中。通常我会建议学生们全面了解患者，关注并照顾他们，避免懈怠。然而在他们的临床工作中，我观察到一个尤为重要的信息，我认为比任何其他方面都要重要，那就是不要低估抑郁症的严重性。

实际上，即使采用最先进的治疗方法，抑郁症也是很难对付的。更令人心痛的事实是，绝大部分抑郁症患者并没有得到准确的诊断或充分的治疗。即使是那些获得治疗的患者，也通常没有准备好去面对复发的风险，以至于等他们再次患上抑郁症后会感觉元气大伤，从而陷入绝望之中。这是一场全球性的健康危机和悲剧。

　　我希望以我的微薄之力去改变这种现状，本书便是抛砖引玉之作。如果你刚刚被诊断出患有抑郁症或者是你认为你可能患了抑郁症，我希望你可以获得你能够得到的最佳支持和治疗。我会谈到如何确保你得到准确的诊断，包括如何进行药物评估，来规避一些可能的问题；如何找到一位心理健康专家，并接受合适的治疗方案；如何应对那些使生活变得如此艰难的日常困扰和症状。最重要的是，我还会讲到如何管理那种会导致你产生自杀想法的无助感和绝望感。

　　阅读一本有关抑郁症的书是一回事，而走出抑郁症的幽谷则是另外一回事。如果你是抑郁症患者，我知道你可能会对这类书嗤之以鼻，充满怀疑，你会想事情有可能变得更好吗？我不会要求你盲目地接受任何东西，这就是为什么我只从关于抑郁症的众多研究著作中提取出了一个简单明了的信息：事实上，抑郁症患者大有希望。在大多数案例当中，抑郁症是绝对可以治疗的。对你来讲，它需要你付出大量的时间、精力和耐心，但是我希望你拥抱希望，并且认识到这场穿越抑郁之旅的价值。

01 什么是抑郁症

抑郁症要比感冒严重得多，因为它可以影响到生活的每一个方面——从你的心情到你看待这个世界的方式。对抑郁症患者而言，世界是黯淡无光的，生活会突然变得无趣，无聊，甚至生命也不值得留恋。

02 得到准确的诊断

如果你怀疑自己患了抑郁症，寻求正确的诊断是非常重要的。如果你还没有接受过诊断，没有关系，我会介绍一些你可以采取的有效的基础步骤。

03 抑郁症的治疗方案

任何一种治疗方案通常都要优于不接受治疗。然而，无论你选择哪种方法，很重要的一点是，你要随着时间的推移，记录你的进展状况。

04 监测治疗进展

当你发现有些抑郁症状并没有像你所期待的那样很快得到缓解和改善的时候，可能有一些不同的解释，比如共病情况和无效的治疗方案。

05 管理抑郁症状

尽管抑郁症的症状不会在一夜之间消失，但是你可以使用一些策略来应对这些症状，以便你可以在恢复期管理好它们。非常重要的是，在自我照顾这方面，要保持积极主动，即使你并不想要这样做。

06 管理自杀想法

自杀想法是抑郁症症状里面最严重的症状。世界在抑郁症患者看来是如此绝望和令人悲伤，以至于死亡可能被他们看作唯一脱离苦海的方式。但是，重点是绝大部分自杀的人实际上并不想死，他们其实是想解脱。

07 获得你需要的支持

当你接受了抑郁症已经深深地影响了你这一现实时，能否获得足够的社会支持取决于你自己。有了别人的帮助，你会受益匪浅。重要的是，你要认真地思考你的症状如何损害了你的生活、工作、自我期待以及满足日常需求的能力。

08 共病问题：抑郁症的同伴

尽管我们可以把抑郁症当作一种疾病来做出有意义的讨论，但是在现实生活当中，那些抑郁症患者同时会出现其他健康问题或者精神疾病，这种现象也是非常普遍的。

09 抑郁发作后如何照顾自己

一旦你有过一次抑郁发作，有可能之后会出现另外一次发作。这样在抑郁发作结束以后，依然继续用药或者接受治疗可以帮助你降低复发的可能性。

DEPRESSION

A GUIDE FOR THE NEWLY DIAGNOSED

01

什么是抑郁症

在美国，抑郁症是最常见的心理健康疾病，大约有五分之一的女性和十分之一的男性在他们的一生当中会经历这种疾病的困扰。因为它是如此普遍，以至于有时候会被称作心灵感冒；然而抑郁症要比感冒严重得多，因为它可以影响到生活的每一个方面——从你的心情到你看待这个世界的方式。对抑郁症患者来说，世界是黯淡无光的，生活已经变得无趣，无聊，毫无意义，他们甚至相信生活已经不值得继续了，感到生无可恋。不同的患者受抑郁症影响的方式不同，但是抑郁症患者也有一些共同的常规模式。了解这些普遍症状，有助于你明白什么是抑郁症以及它会如何影响你的生活。

抑郁症的普遍症状

抑郁症人士通常都会表现出以下罗列的几种症状。进行诊断的时候，心理健康专家会评估你拥有这些症状当中的多少个及其严重程度。大致来说，连续几周之内具有五个或者更多的症状就意味着你患上了抑郁症。然而你要知道的是，如果只出现了一个单一的症状，那你并不需要担心。只有当好几个症状同时干扰你的生活时，你才需要重视起来，考虑自己是否患上了抑郁症。切记，只有接受过正规培训的专家才能给予可靠的抑郁症诊断。在第 2 章当中，我会更多地说明如何确保你能得到准确的诊断。

心情悲伤。毫无疑问，大部分抑郁症患者会发现他们的心情变得比以往忧伤了。抑郁症患者可能偶尔某一天会过得比较好，但通常都要与强烈的悲伤感和空虚感做斗争。即使与所爱的人在一起或者是做他们曾经非常享受的事情时，抑郁症患者也会感到悲伤，对于身边所发生的事情不能乐在其中。

丧失兴趣。抑郁症患者很容易就对曾经喜欢的事情失去兴趣。当你患上了抑郁症，你可能会不想再和那些你曾经非常亲近的朋友们聊天了。即使听喜欢的音乐时，你也可能会觉得索然无味，无法感受到轻松愉悦。你的工作、人际关系以及你参加的活动，可能不再像以前那样使你感到愉快了，你也可能会变得性冷淡。

精神萎靡不振。当你患上抑郁症的时候，工作、与家人和朋友聊天，甚至可能是早上起床都会让你觉得非常困难。其他人可能会发现你看起来很疲惫或者是行动变得迟缓。你的睡眠明显受到了影响，有的抑郁症患者开始陷入与失眠和入睡困难的斗争中，也有的人可能会变得比以往睡得多。

思维迟滞。抑郁症患者不仅会感到身体上的疲惫，而且其神经反应速度也会普遍变慢。当患上抑郁症的时候，你可能会变得优柔寡断，或者面对那些基本生活选择时感到力不从心，比如说连穿什么或者吃什么你都很难决定，觉得有铺天盖地的压力来袭。即使是那些曾经非常简单的决定，现在也会变成沉重的任务，以至于你想整天都赖在床上不起来。

食欲改变。很多抑郁症患者没有了食欲，因为食物变得不如以前诱人了。少数抑郁症患者则会发现自己胃口大开，吃的比以前要多，因为他们从食物中找到了慰藉。胃口的改变往往会导致体重出现变化，这一点不足为奇。在第 5 章中，我会谈到即使当你总是没什么食欲或者开始从暴饮暴食中寻求心理安慰的时候，你也要照顾好自己。

内疚和自我批评。抑郁症患者的自我感觉通常非常糟糕，甚至达到与他们的实际表现极不相符的地步。如果难以保持正常的作息，你会生气或对自己感到失望。也有一些人甚至会指责你太懒惰。在一些更加极端的抑郁症案例中，抑郁症患者会因为一些明显与他们无关的错误（别人的问题）而责怪自己，看起来就好像这些抑郁症患者已经彻底相信自己是非常糟糕的，因而也就轻信了那些印证这一想法的指责。

孤立。抑郁症患者通常想要一个人待着，可能会出现社交退缩症，对于和家人以及朋友相处，他们不再感兴趣或者他们可能担心把别人也拖下水。一些抑郁症患者不再和朋友联系了，他们不再给朋友打电话，或者是停止了正常的社交。这个问题很难解决，因为社交退缩会使其他的抑郁症状更加严重，但抑郁症患者又很难有充足的精力和兴趣与他人待在一起。

死亡的想法或自杀。最糟糕的是，抑郁症患者对这个世界的看法不同——他们的观点常常是消极悲观的。可悲

的是，抑郁症患者普遍有死亡的想法或自杀的念头，因为
他们觉得活着毫无价值。那种内疚感、自我憎恨、绝望感
和毫无价值感成了他们生命中不可承受之重，而自杀会让
他们感到解脱。在第 6 章中，我会讨论抑郁症患者应该如
何应对自杀风险，如何监测自己的风险并在病情恶化之前
寻求帮助。显然，并不是所有抑郁症患者都会选择结束
自己的生命，但大部分自杀受害者都患有抑郁症或者其
他精神疾病。

抑郁症不是悲伤的代名词

在了解了抑郁症的相关症状之后，有一些人会认为抑
郁症只是悲伤的另外一个代名词而已，因此患上抑郁症也
没什么大不了的。没错，每一个人在生命中都会有悲伤的
体验，这完全正常，悲伤也是生活的一部分。然而抑郁症
的表现并不仅仅是情绪悲伤。抑郁症引发的悲伤情绪，通
常会更加强烈，可能会远远超过正常的水平，而且持续的
时间更长。某一天或者连续几天情绪低落或者感到悲伤是
没有什么问题的，我们都有过这种经历，但如果你感觉自
己连续好几周都有这些感受，那你就需要提高警惕了。

悲伤与抑郁症的区别

如果你深爱的某个人死了或者离开了你，你很自然地会感到悲伤，这种悲伤和抑郁有点儿像。然而它们之间有非常重要的区别，悲伤的人之所以悲伤是因为深爱的某个人离开或者死了，而抑郁症患者则是因为觉得自己特别糟糕。西格蒙德·弗洛伊德在其经典论文《哀悼和忧郁》（*Mourning and Melancholia*）中提出了这个区别，他指出当你沉溺于悲伤时，就会觉得这个世界是空虚的；而当你抑郁的时候，你会感到自己是空虚的。我们因失去某人而感到悲伤是正常的，当我们学会了在没有那个人的世界里继续生活下去时，这样的悲痛就会消失。然而，抑郁症似乎没有终点，它不会轻易就消退。

最后，请记住，抑郁症并非仅仅与你的情绪有关。哪天你要是过得很糟糕，你可能还会继续工作、娱乐或者做通常喜欢做的事情。然而，如果你患上了抑郁症，就会产生严重而且广泛的影响。就像我在以上的症状部分所提到的，抑郁症会影响你的睡眠、食欲、专注力、思考能力，甚至是你的思考方式。抑郁症绝不仅仅是感到难过痛苦那么简单。

为什么抑郁症如此严重

因为抑郁症会影响你生活的很多方面，无论从哪个方面来衡量，它都是非常严重的。世界卫生组织指出，从具有某种障碍的时间年限来评估的话，抑郁症算是最主要的障碍成因。它会非常严重地影响你的健康、你的工作、你的思考方式以及你的人际关系。现在让我们来探讨一下抑郁症会影响你生活的哪些重要方面吧！

身体健康

说到健康，很多疾病抑郁症患者通常都会有更高的发病率，包括冠状动脉疾病以及糖尿病。更糟糕的是，抑郁症患者的很多身体疾病较为复杂，使得他们的治疗也变得更困难。结果就是抑郁症会导致更高的疾病损害率或者死亡率、更高的医疗花费以及更长时间的失业或者其他活动能力的丧失。

人际关系

抑郁症看起来和某种类型的人际互动问题有关系，比如说抑郁症患者会过度依赖别人或者需要持续不断地寻求肯定。抑郁症会危及婚姻和其他的浪漫关系，未患抑郁症的伴侣可能也会感到沉重的负担。这些人际关系问题可能最初引发了抑郁症，当然也可能在某人患上抑郁症之后，之前就有的这些问题变得更加严重了。

心理健康

抑郁症最难对付的一点是，它会使你感觉虚弱。这并不仅仅是因为你精力不足，而是因为你内在的一部分觉得你应该能够轻松地"重新振作起来"。很多人认为因为我们不能通过医学扫描或者是血液测试来诊断抑郁症，所以抑郁症是不存在的。对抑郁症的这种认识是极具破坏性的。这种认识不仅是不正确的，而且它还会使人们认为抑郁症"都只存在于他们的头脑里"，从而不愿意积极地寻求治疗。最糟糕的是，有一些人的抑郁症加重后，完全看不到生活改善的可能性，最终选择了自杀。

你并不孤单，请拥抱希望

在了解了抑郁症会有多严重之后，你可能会想是否有什么好消息呢？的确有，那就是对大部分人来说，抑郁症是可以治疗的。如果你只从这本书里了解到了一个信息，那就应该是抑郁症应该并且能够被治疗。这本书聚焦于那些你在日常生活中可用于自助的事情，包括积极主动地让自己获得准确的诊断和治疗。

很多接受了治疗的抑郁症患者情况都越变越好，相比那些没有接受治疗的人，他们恢复得更快。平均来说，初次被诊断为抑郁症的患者一般会在 8 到 12 个月之后才接受治疗，大部分接受治疗的患者在 8 周以内就开始表现出显著的改善。及时接受治疗，可以显著地降低抑郁症未来发作的可能性。令人难过的事实是，对大部分患者来说，抑郁症通常都会复发（我稍后会详细地讨论这个问题）。但是如果早期接受了专业而恰当的治疗，就可以降低未来复发的风险。

你可能会质疑甚至是感到悲观，还有什么能帮助你呢？你可能已经尝试了好几种方法但却没有任何效果，或者你只是习惯性地感到悲观或者无望。即使你现在感觉非常悲观、无助，也要想到可能是抑郁症本身使你变得如此悲观，所以为了改变你的思维方式，第一步就是要接受治疗。当你在做某个决定之前总要深思熟虑，考虑大量的细节时，这个过程可能会尤其让你感到沮丧。但是一旦你患上了抑郁症，指望那种消极悲观的情绪自己平息或消退，那你可能需要花上很长的时间。

如果之前你已经尝试了治疗抑郁症但并没有出现你期待的结果，你应该想一下你是否接受了正确的治疗，只有不到一半的抑郁症患者接受了正确的诊断和治疗。在第 2 章中，我会讨论如何确保你得到准确的诊断。这是至关重要的，因为它有助于你选择合适的治疗方案。

如果你曾被诊断为抑郁症并且接受了正确的治疗，但是你的抑郁症依然没有消失，请不要绝望。抑郁症是非常独特的，对于某一个人有效的方法可能对别人并不适用。你有很多选择，你也可以去寻求不同的治疗方案，我们会在第 3 章中讨论。

你是如何患上抑郁症的

很自然，你会好奇你是如何患上抑郁症的。在回答这个问题之前，你需要先知道，抑郁症并不是你的错。问这个问题只是为了帮助你更好地理解自己，不要让它成为你自我指责的一个由头。抑郁症并非起因于脆弱、无能或者懒惰，它也反映不出你是一个什么样的人。你并不是因为做了某件事情才变成了这个样子，但是为了使抑郁症有所好转，你的确可以做一些事情。

请记住，抑郁症是一种疾病。因为我们无法通过血液测试或者 X 射线来探测抑郁症，有一些抑郁症患者就会最小化自己的某些症状；更有甚者，他们会因为自己不能"迅速地摆脱抑郁症"而责备自己。你可能想过或者被别人告知说抑郁症"都只是你自己在胡思乱想"，所以你只需要变得更坚强和更自信就好了。我鼓励你去和这些观念做斗争，就像我通常提醒我的患者那样，如果真这么简单，你早就已经成功了。

在讨论某种疾病是如何引发的时候，你可能听到过"先天"和"后天"的说法。如同大部分精神疾病一样，抑郁症是由基因和环境的共同作用引起的，其中包括生理和心理因素。

抑郁症的生理因素

这个疾病的生成本身有遗传因素的作用，也有无数的身体条件能够使这些遗传倾向表达出来，我会介绍一些导致某些人患上抑郁症的基本的身体和生理因素。

家庭背景

心理健康专家说抑郁症有代际遗传的倾向，这到底意味着什么？如果父母一方或者你的双亲都患有抑郁症，那么你在生命中的某个时刻患上抑郁症的风险会更高。这并不全都归因于基因（当然也不全都归咎于你被抚养长大的方式）：你并不是遗传了抑郁症，没有任何一个基因要为你的抑郁症负责。相反，临床学家会说人们实际上是遗传了一种对抑郁症的易感性，而某些生活经历或事件会促发易感人群的抑郁症。现在科学家们预估大约有 20%~45% 的抑郁症起因与基因遗传有关。

身体原因

当你正在为可能患上了抑郁症而寻求治疗的时候，你首先要确保你的症状并不是由身体原因所致。这种可能性比你所怀疑的原因更普遍，这就是在诊断之前我常常推荐你预约私人医生或心理科大夫的原因之一，他们都能为你的身体健康状况进行诊断。有很多身体问题——从甲状腺问题到内分泌失衡，都会导致与抑郁症类似的症状或者是加剧抑郁症的某种症状。我会在第 2 章中更详细地讨论这个话题。

物质诱导因素

　　某些物质因素可以导致类似抑郁症的症状或者会加重抑郁症。为了帮助你更好地恢复，你要做的事情之一就是坦诚地告诉你的医生或者治疗师你所服用的任何物质，包括处方药、娱乐性药物、草药以及酒精，这一点特别重要。酒精是一种中枢神经系统抑制剂，会导致抑郁发作后较难康复。每个人对酒精的耐受性是不同的，但是在对抗抑郁症的过程中，你需要和你的医生讨论如何减少甚至是停止饮酒。我会在第 8 章中详细讨论这个部分。

内分泌原因

　　你也许听到过人们将抑郁症归因于内分泌失调。尽管这种说法过于简单，但是抑郁症患者在脑化学方面确实表现出特定的模式。那些被称为神经递质的化学物质能帮助脑细胞将信息从一个脑细胞传递给另一个脑细胞，显然有关脑部化学物质的详细讨论超过了本书的范围。当抑郁症患者大脑中的某种神经递质（5-羟色胺、去甲肾上腺素和多巴胺）的水平升高以后，其病情的确会有所改善。

抑郁症的心理因素

除了身体上的因素，也有一些心理因素会诱发抑郁症，这些因素通常包括对生活中重大压力事件的感受和思考方式。所谓重大压力事件并不仅仅局限于那些发生在我们身上的事情，还包括我们看待和思考这些事情的方式。即使是那些能让任何人都感受到压力的因素，对不同的人影响也不同，这取决于他们如何解读所发生的这些事。现在让我们来详细看一看这些心理因素吧！

对重大损失的反应

什么样的生活事件会导致抑郁发作呢？通常情况下，这种突发性事件代表着某种失去，比如死亡、分手、离婚，甚至可能是工作变动。这些事件对任何人来讲都是有压力的，但是抑郁症易感人群在应对这种压力的时候则表现得更为困难。抑郁症患者感受不到情况会好转，也无法对这种失去应付自如。抑郁症患者在梳理可利用资源以修复关系或者寻找新的关系方面面临着很大的问题。悲哀的是，他们甚至会认为自己就是导致这种问题的元凶，或者多少有些罪有应得，即使那根本就不是他们的错。

看待自己和世界的方式

要注意，某些看待世界的方式与抑郁症关系密切，认识这一点很重要。比如说，抑郁症患者倾向于因为一些无关自己的错误而自责，习惯于小题大做。更糟糕的是，他们习惯于认为问题是不可能改变的。尽管你知道你的思想可能有点偏激，不够理性，但是又很难换个方式去思考问题。一定要记住，无论是什么导致了这些负面的思考方式，一旦你接受了治疗，这些思考方式都会有所改善。

你从中能学到什么呢？抑郁症是非常复杂的，往往不是一个原因就能解释清楚的。单纯归咎于先天或后天因素、早期儿童经历或者大脑部化学物质的问题都不够准确。我们所知道的是，那些看起来遗传了抑郁症易感性的人在面对某种生活压力时，比较容易患上抑郁症。

抑郁症的潜在原因多而杂，分辨到底是什么促使一个人患上了抑郁症并没有那么重要。无论起因是什么，我将要讨论的治疗方法通常都是很有效的。我认为比知道诱因更为重要的是弄清楚是什么让抑郁症一直存在。了解这个会帮助你认清在生活当中你需要做出哪些改变。

抑郁症的类型以及其他心境障碍

不同抑郁症患者的表现不同，事实上有不同类型的抑郁症。

重度抑郁症

让我们先抛出一些重要的专业术语。当你抑郁的时候，心理健康专家会把达到该疾病临床诊断标准的时间称为抑郁发作。一个典型的抑郁发作可以从任何时候一直持续几周到几年的时间，但是平均通常会持续五到六个月。你第一次抑郁发作的时候，心理健康专家的诊断通常是"重度抑郁症，单次发作"。如果你再次抑郁了，医生的诊断就会变成"重度抑郁症，再次发作"。一旦不再有那些抑郁的症状，你就是在消退期。如果你进入消退期不久后又患上了抑郁症，通常是在六个月之内，那你就是患上了"继发性抑郁症"。如果你在完全没有症状一段时间之后抑郁症复发了，通常是在六个月之外，你就患上了"复发性抑郁症"。

忧郁型抑郁症

一些抑郁症患者会表现出忧郁的症状，这基本上意味着他们发现很难找到生活的乐趣，或者对自己曾经所享受的事情再也提不起兴趣了。他们的精神状态显得尤为低落，通常早上时感觉更糟糕。

非典型抑郁症

有一种抑郁症被称作非典型抑郁症，但实际上它是普遍存在的亚型抑郁症。大部分患有抑郁症的人都会表现出某种特定症状。一部分人会显著地表现出失眠、不思饮食的症状；非典型抑郁症患者则表现为比患病之前要吃得多，睡得多。尽管睡眠增多，但他们依然觉得疲惫不堪，精力不济。他们通常声称感到身体格外沉重。他们对于被拒绝特别敏感。有趣的是，不像其他类型的抑郁症患者，非典型抑郁症患者对于一些外在的愉悦事情能够做出短暂的快乐回应。然而通常情况下，这种快乐并不能持续很长的时间，抑郁的症状很快就会卷土重来。

季发性抑郁症

一些人的抑郁症与季节变化相匹配，通常在秋冬季节发作，这种抑郁症被称作季节性情感障碍（seasonal affective disorder，SAD）。这里的情感简单来说就是情绪或心境。冬季白天变短，气候变冷，光线减少，都会促使某些群体抑郁发作。对于这种不太常见的抑郁症，其治疗方法是非常有趣的。除了传统的治疗方法以外，也可以增加全光谱日照时间，一天当中照好几个小时，使得患者的身体认为已经得到了自然光照。

产褥期抑郁症或产后抑郁症

一些女性发现孕期以及产后内分泌和情绪的变化会让她们产生抑郁的情绪，使她们感到并陷入悲伤中无法自拔，担忧无法照顾好自己的孩子。大部分情况下，在孩子出生以后这些症状都会很快消失，但有一些女性的抑郁症状却会持续下去。

精神病性的抑郁症

有少数抑郁症患者会出现精神病性的症状，换句话说，他们失去了与现实的联结。有精神病的抑郁症患者会有异乎寻常的体验，甚至是出现幻觉。这种类型的抑郁症是非常严重的，患者或其家属通常应该和私人医生或者精神科医生一起商讨治疗方法。

情绪障碍

还有一种非常普遍的情绪障碍，被称作"轻郁症"，类似"情绪悲伤"。想象一下，重度抑郁症的症状没那么严重，但是持续时间更长，这样你基本就能理解轻郁症患者有什么样的感受了。轻郁症症状超过两年才能达到诊断标准，做出准确的诊断。当一个人同时达到"轻郁症和重度抑郁症"这两种诊断标准的时候，有时候会被称为双重抑郁症，治疗起来比任何一种单一的抑郁症要复杂得多。

双相障碍

你可能听说过双相障碍，它最开始被称作**躁郁症**。患上这种疾病的人，抑郁只是其表现出来的一方面。当一个抑郁发作结束以后，患者可能会恢复正常的情绪状态或者进入一种与抑郁症完全相反的画风中。和抑郁症一样，双相障碍会影响你的情绪、精力、睡眠以及你看待世界的方式，然而和抑郁症不同的是双相障碍可能会导致你陷入亢奋、激动乃至丧失理性的情绪中；它会导致你精力过于旺盛，容易冲动；你需要的睡眠时间并不多；你会参与到一些冒险行为当中，丝毫不顾忌后果。具有双相障碍的人可能会在短时间内对很多事情产生非常强烈的兴趣，甚至会做一些疯狂的事情或者是产生一些极端的观念，比如认为自己有超能力。

这种"亢奋"期被称作躁狂发作（在频谱更严重的一端）或是轻躁狂发作（在频谱不那么严重的一端），其中任何一种都依然非常严重。那些挣扎于轻躁狂发作的人，通常都精力充沛、机智、有趣、自然、快乐。然而最糟糕的时候，躁狂或者轻躁狂可能会导致竞争性思维，患者会强迫自己不停地说话，做出冲动的行为，想要参加冒险活动，甚至是出现一些自大而不切实际的想法。令人难过的是，处于躁狂发作期的人们很可能会刷爆信用卡，追求刺激而冒险的性活动，相信自己拥有特殊的知识或者力量，甚至有可能出现妄想或者变成精神病。双相障碍是极其严重的，可能会导致严重的生活问题、被逮捕、住院甚至是自杀。

轻躁狂或躁狂发作普遍会转换成抑郁发作，有时候一年当中会反复好几次。如果你患上了抑郁症，就要弄清楚抑郁发作是否仅仅是一个更大的情绪变化模式的一部分，这一点非常重要。心理健康专家的专业评估会帮助你测量这种可能性，进而为你提供适宜的治疗方案。给双相障碍人士的推荐治疗方案，几乎都包括了服药和对生活方式做出重大调整，这能最小化触发另一次轻躁狂或者躁狂发作的风险。

对双相障碍的完全解读超过了本书的讨论范围，如果你怀疑你有双相障碍的某些症状，那么本书当中的很多建议对你并不合适，尽管你可能在某个时间段会感到抑郁。你应该和你的私人医生以及精神科专家共同讨论治疗方案，询问他们如何管理和应对你的症状。有关这方面的实用性指南有拉斯·费德曼（Russ Federman）和小安德森·汤姆森合著的《面对双相障碍》，这本书主要是针对年轻人的（当然对所有人都是适用的）。

小结

抑郁症是一种非常普遍的心理健康疾病，它不仅会影响你的情绪，还会影响你的身体、思想以及你看待社会的方式。抑郁症不会只有一个成因，但是人们似乎可以遗传对抑郁症的易感性，这会导致他们在应对某种生活困境时出现问题。患上抑郁症并不是你的错，也不是他人的错。好消息是抑郁症是可以治疗的。遗憾的是，绝大部分抑郁症患者并没有得到准确的诊断和适当的治疗。在第 2 章中，我会重点讨论如何确保你得到准确的诊断。

DEPRESSION

DEPRESSION

A G U I D E

F O R T H E

N E W L Y

D I A G N O S E D

02

得到准确的诊断

如果你怀疑自己可能患上了抑郁症，寻求准确的诊断是非常重要的。有一半以上的抑郁症患者并没有得到准确的诊断和治疗，所以我将要探讨的是你如何确保自己得到了最好的照顾。

准确诊断意义重大

本书的目标读者是那些新近被诊断患有抑郁症的人士。也许你对抑郁症已经相当了解了，如果是这样，那就太好了；本章会提供一些建议，确保你能彻底地了解抑郁症。如果你还没有接受过诊断，也没有关系，我会介绍一些你可以采取的有效的基础步骤。

体检很重要

做全面的身体检查是一个良好的开始。因为很多身体疾病会影响你的精力水平、睡眠、食欲以及性欲，所以你首先要进行筛查，确保你的问题并不是由除了抑郁之外的一些未被诊断出来的疾病或者健康问题引起的，这一点非常重要。事实上，还有一些疾病和抑郁症的症状相仿或者会加剧抑郁症。在我治疗抑郁症患者的临床过程中，我看到有一些人在去见了医生以后，发现他们实际只是患上了未被诊断出来的身体疾病，例如甲状腺功能减退、糖尿病，甚至是睡眠障碍。所以，一开始就做一个清晰全面的健康体检，会帮助你诊断出任何需要接受治疗的生理疾病。事实上，只有先排除任何生理疾病的干扰，才有可能获得对抑郁症的精确诊断。

你应该也知道诊断问题并不是非黑即白的，比如说你可能患有抑郁症，同时也患有某种生理疾病。事实上，很多身体或心理问题普遍都与抑郁症相生相伴。好消息是，无论你同时与哪种身体和情绪问题做斗争，治疗抑郁症都是非常有益的。比如说，治疗抑郁症既可以降低血液中的应激激素皮质醇水平，也可以降低患冠状动脉疾病的风险，同时还能缓解其他心脏问题。

你可能还会发现，你的症状除了可能是抑郁症之外，还有可能被诊断为另外一种精神疾病。事实上，这也是非常普遍的，抑郁症通常与焦虑症、药物滥用和人格障碍同时出现。这就是所谓的"共存疾病"，我将会在第 8 章中讨论如何有效地管理它们。有些人同时还会有癫痫这样的疾病或者其他神经系统问题。尽管这些内容超过了本书的讨论范围，但是和你的医生讨论这些疾病对你来说是非常重要的。

向医生传达的信息

在准备见你的医生或者是精神科大夫的时候，填写下面这份问卷会给你带来一些帮助。如果你超过两周以上有问卷中的任何症状，标记出它们困扰你的频率和程度，这能让医生更多地了解你的担忧，有助于他做出更准确的判断。这个问卷被称为患者健康问卷 9（PHQ-9），是一个公众领域的工具，被广泛地应用于诊断可能的抑郁症。

对以下罗列出来的每一个问题，根据过去两周之内你的实际情况，标记出它们困扰你的频率。

患者健康问卷 9

1. 做事时提不起劲或者没有兴趣：

   □完全没有　□有几天　□一半以上天数　□几乎每天

2. 感到心情低落、沮丧或者绝望：

   □完全没有　□有几天　□一半以上天数　□几乎每天

3. 入睡困难、睡不着或睡眠过多：

   □完全没有　□有几天　□一半以上天数　□几乎每天

4. 感觉疲倦或没有活力：

   □完全没有　□有几天　□一半以上天数　□几乎每天

5. 食欲不振或吃得太多：

   □完全没有　□有几天　□一半以上天数　□几乎每天

6. 觉得自己很糟糕，或者觉得自己很失败，抑或是觉得自己
   让自己、家人失望了：

   □完全没有　□有几天　□一半以上天数　□几乎每天

7. 很难专注于做某件事情，例如读报或看电视：

□完全没有　□有几天　□一半以上天数　□几乎每天

8. 行动或说话速度迟缓（或者相反，变得烦躁、坐立不安、动来动去的），周围的人已经有所察觉：

□完全没有　□有几天　□一半以上天数　□几乎每天

9. 有死掉算了或用某种方式伤害自己的念头：

□完全没有　□有几天　□一半以上天数　□几乎每天

10. 如果你发现自己有以上任何症状，那么在工作、家庭、生活以及与人相处方面，它们给你造成了多大的困难：

□没有任何困难　□有一些困难　□很多困难　□非常困难

　　你的医生会检查这些数字和你所勾选的症状表现模式，然后运用这些信息做出诊断。

医生需要的其他重要信息

接下来，你应该在另外一张纸上提供以下的信息，并且把它带到医生那里。

目前的用药以及剂量

除了讨论你的症状以外，你还需要告诉医生任何你服用过的药物，无论是处方药、非处方药还是中草药。有很多药物都可能对你的心情造成意外的影响，所以确保你的抑郁症状并不是由服用这些药物引起的非常重要。

其他任何症状或者担忧

抑郁症通常并不是孤立发生的，我会在第 8 章中讨论这个问题，但是现在只是希望读者能够明白，抑郁症普遍伴随着其他精神疾病（比如焦虑症）或者躯体疾病（比如贫血）。罗列出你具有的任何其他症状或者担忧，有助于医生做出一个更好的诊断。如果你不确定从哪里开始，就好好想一想你最近是从哪些方面发现，你好像不是以前的那个你了。你也可以询问你所信任的那些人，看看他们是否发现了你的异样或者反常。

家族病史

你需要告诉医生的另一个非常重要的信息是你的家族病史。如同我在第 1 章中提到的，类似于抑郁症这样的情绪障碍倾向于家族遗传，所以你的家族病史可以提供非常重要的线索。如果你的祖母、父母或者任何兄弟姐妹之前患有抑郁症，那么你自己患上抑郁症的风险就可能略微高一点。

酒精和物质使用情况

除了正在服用的任何药物以外，你还要告诉医生你日常的饮酒量以及饮酒的频率，这也是非常重要的；同时如果你在使用任何其他毒品或者物品，你也应该对你的医生坦诚相告。为什么？物质滥用是最常与抑郁症共生的众多问题之一，而且它会非常严重地妨碍你从抑郁症中康复。对于向医生坦白任何非法毒品的使用情况，许多人会变得犹豫不决，因为他们担心这会让自己惹祸上身。物质使用的相关信息对于你的抑郁症或者任何其他情绪问题的准确诊断都是至关重要的，所以你必须诚实。

我并不是要评判你，这无关伦理道德，而是因为我承诺要帮助你们变得更好。如果你隐瞒酗酒或者吸食某种毒品，这会妨碍医生做出正确的诊断；更糟的是，在某种情况下，毒品和酒精的使用可以让你为康复而做的努力都成为徒劳。所以你要保持诚实，坦白告诉医生或者治疗师有关酒精或毒品使用的情况是绝对必要的。

喝酒本身并不一定是一个问题，重要的是饮酒对你的生活所造成的影响。当你在和抑郁症做斗争的时候，即使饮酒适度，也很容易成为一个问题。因为酒精是一种典型的神经系统抑制剂，这意味着酒精会影响你的大脑，导致你产生疲倦感，心率降低，呼吸减缓，肌肉放松以及思维和反应迟钝，也会导致其他类似的症状出现。少量喝酒，会让人感到愉悦；但是如果你抑郁了，你可能正经历着迷雾般的低落感，经常感到疲倦，无法清晰地思考，酒精会使你的这些症状恶化，使你很难去参加那些让你感到积极或有很强参与感的活动。酒精和抑郁是一对很糟糕的组合，具有很多潜在的危险。所以我强烈地建议你，当你处于康复期的时候，减少饮酒或者不饮酒更好。这并不意味着要永远戒酒，只是说你处于抑郁症恢复期时要采取这种措施。

另外，如果你正在服用抗抑郁的药物，你应该非常小心谨慎地和你的医生或者精神科大夫讨论你的酒精使用情况。有很多抗抑郁药物会加大酒精效力，增强酒精的作用，以至于你的身体会出现更强烈的反应。在某些药物的作用下，即使是一次饮酒也有可能使你的身体表现得好像喝了两次或者更多的酒，这样就难以追踪饮酒对你的情绪、健康、判断力和思考力的影响。而且如果你正在服用某种药物，比如说单胺氧化酶抑制剂（MAOIs），某种类型的酒精可能会与药物产生潜在的致命反应，你应该不断地与医生和精神科大夫讨论你所服用的任何药物会和酒精产生什么反应。

医生会帮助你查清楚哪些症状可能是由抑郁症引起的，而哪些是由物质滥用引起的。很明显，当你患上抑郁症的时候，也有其他种类的物品使用会影响你的情绪和身体机能，我会在第 8 章中做进一步的说明。

你对医生的合理期待

由于我们的公共医疗健康系统的运作方式，绝大多数人都可能首选去见他们的家庭医生，这样做他们感到更自在。这会成为一个非常重要的起点，因为就像我之前提到的，家庭医生可以开始帮助你评估你的身体健康问题，甚至他也会诊断你的抑郁症；而且如果你已经和你的医生非常熟悉了，你可能会更愿意和他讨论，而不是和一个心理咨询师或者精神科医生分享。

即使是通过见你的医生开始你的康复旅程，我也想建议你，你的旅程并不一定要止步于此。有很多家庭医生在诊断抑郁症上面很有经验，但是因为医生通常都是全科专家，他们可能在识别或者治疗抑郁症这类情绪障碍方面并不是那么专业。那么，你很有必要去询问你的私人家庭医生他在治疗抑郁症方面的经验。如果你的家庭医生并没有提到将对话治疗作为一个选择方案，那么你也可以向他询问更多的问题，使得你可以在一个更加全面的基础上做出选择和决定。

你的家庭医生通常想要评估哪些方面的情况呢？根据你的症状，他可能想要排除某种身体疾病。有一些甲状腺问题会导致内分泌失调，从而产生类似抑郁症的某些症状，所以要确保让你的医生知道你是否有任何甲状腺或者内分泌疾病。

你的医生可能会询问你是否摄取了足够的营养。营养
缺乏可能会极大地影响你的心情和精力，如果你不太确定
自己是否吃得足够好，你的医生会评估你的血清前白蛋白
水平。血清前白蛋白是一种携带激素和维生素运行于全身
的物质。如果血清前白蛋白含量太低，就意味着你可能缺
乏蛋白质或者其他营养成分。帮助身体产生一种适当有效
的电子神经脉冲的钠或者钾这类电解质的不平衡，会进一
步影响你的神经系统功能。除此以外，红细胞在输送氧气
过程中出现问题时会导致贫血，也会对你的心情和精力产
生一些显著的影响。还有一些简单的血常规检测可以帮助
你检查这些状况。

因为医生具有处方权，所以他们有可能会和你讨论抗
抑郁药物的选择。我会在下一章进一步讨论当你决定药物
是不是适合你的时候，要考虑哪些问题。这之前你需要先
向你的医生咨询一下下面这些重要的问题。

● 这种药物的功能和作用原理是什么？
● 我应该一天服用几次？
● 这种药物大概多长时间才会起作用？疗效怎
　么样？

● 这种药物常见的副作用是什么？

● 这些影响或者副作用会使我极度不适吗？如果造成不适，我需要给你打电话吗？

● 我们下一次什么时候见面来讨论这种药物的疗效？

● 根据你的预估，我大概需要服用多长时间的药物呢？

● 在全面体检以后，我应该做什么呢？

不要担心问医生问题，现在就去问他。先问清楚比之后在疑惑中冒险要好得多。任何有能力的医生都应该对你的问题抱着开放的欢迎态度，而不会觉得被冒犯了。

对很多抑郁症患者来说，他们的治疗开始并结束于他们的家庭医生办公室。尽管这并没什么不好，但是会在无形当中限制了其他很多良好且可用的治疗方案。除了去见你的家庭医生以外，你也需要考虑去见一见精神健康专家，他们在治疗抑郁症之类的情绪问题上更加专业。

精神健康专家可以提供的帮助

下面让我们来讨论一下拜访精神健康专家的决定。你首选的是家庭医生，但也要考虑那些专注于诊断和治疗情绪以及行为问题的专业人士。你的家庭医生可能会这样建议，或者你可以通过拜访咨询师或治疗师开始寻求诊断。我们首先要区分两个主要的精神健康专家群体——主要做对话治疗的人和主要开处方药的人。

心理学家和其他对话治疗师

有很多类型的精神健康专家都获得了诊断和治疗抑郁症的资质，主要包括：

● 临床心理学家，通常拥有心理学博士学位（是博士后或者心理学博士后）；

● 获得从业资格证的临床社会工作者（LCSWs）；

● 婚姻与家庭治疗师（MFTs）；

● 认证的专业顾问（LPCs）和心理健康咨询师（MHCs）；

● 精神分析师，通常拥有硕士学位或博士学位，擅长提供长程深度对话治疗。

其中的大部分头衔，需要专家们向州职业资格委员会证明他们接受了正规的培训和教育，同时他们一定要通过职业资格考试。对于一个你可能接受其治疗的治疗师，你要理直气壮地询问他的教育、培训以及抑郁症诊断和治疗方面的经验。一个有能力的治疗师应该对你的问题持开放的态度，而不会觉得受到了冒犯。

还要看你在哪里寻求服务，你的治疗师可能正在接受培训，或者还只是心理科实习生。正在接受培训的治疗师在你和他最初见面时就会说出这一事实。这些治疗师直接受获得职业资格证书的专家督导，在督导师的监督之下他们能够提供非常卓越的服务。

为了方便起见，我将会使用"治疗师"这个术语，在这里特指有资格提供对话治疗的任何个体。然而，你应该知道治疗师、辅导师和精神治疗师这些职称并不受政府机构的监管，所以这就意味着任何人都可以使用这些头衔，无论他们所受的培训是什么。如果有人用这些头衔中的任何一个来给自己的服务冠名，而没有展示出他的学历或者专业职称，那么你也有权进一步询问他的背景和受训经历的相关信息。

还有一些其他有关精神健康专家的职称，我在这里就不一一列出了。你要谨记的一点是，放轻松，不要不好意思询问治疗师受过哪些教育和培训，以及有哪些经验。

治疗师能提供什么帮助

第一次去见治疗师的时候，你应该有什么样的期待呢？通常情况下，与治疗师的第一次见面大概会持续 45 到 90 分钟，这取决于你的治疗师如何安排。你的治疗师将会弄清楚什么促使你前来寻求治疗、你的症状持续了多长时间、对于治疗你有什么目标以及你其他方面的情况等。你的治疗师会想了解很多有关你的症状之外的信息，因此他可能会问一些与你的家人、工作、人际关系，还有健康状况有关的问题。

第一次见面结束的时候，理想情况下，你应该对你所面临的问题的基本属性有所了解了。生活问题通常不只有一个简单的解释，但是你和你的治疗师应该有一些初步的认识。基于你的问题的本质，在第一次见面结束的时候，你的治疗师可能还没有准备好推荐给你哪种治疗方案。几乎总是经过几次见面会谈，治疗师对核心问题有了深刻的理解和认识后，治疗才开始。不要期待在第一次见面结束的时候，所有的事情都会发生戏剧性的翻转；相反，你应该期待你和你的治疗师已经有了一些想法，知道如何进一步解决问题。

　　对话治疗到底是什么呢？在第 3 章中，我会更多地谈论这个方面，但是现在我会大致说出一些你应该知道的主要内容。不论你的治疗师如何进行临床操作，最重要的事情就是你会感到与他存在联结，他会使你感到你能够坦诚地与他交流。牢固密切、充满信任的治疗关系是治疗能够顺利进展的最佳保障之一。如果你已经见过你的治疗师好几次了，但依然没有感觉到那种你想要获得的联结感，那么你也不妨直接说出来。有必要的话，你可以继续去找别的治疗师。如果那种联结并不紧密，你也不需要在一棵树上吊死。

　　如果你已经见了好几个治疗师，那么对于到底选择哪一个，你怎样才能做出一个合适的决定呢？其实并没有百分之百完美的选择，但是当你决定要治疗的时候，有一些非常重要的因素需要考虑。比如说，通常情况下你是否喜欢你的治疗师？你感觉你可以信任他吗？他会非常真诚地分享而不故意使用任何复杂的专业术语吗？他看起来有多理解你呢？花一些时间来回答这些问题，尊重你的思想和感受。如果有一些事情让你感觉不对劲，那么继续寻找能够信任的治疗师进行治疗是完全可以的。

　　一旦建立起了一个良好的关系，下一步会怎么样呢？治疗师对你所说的任何事情都不应该让你感到迷惑或者神秘。对于是什么导致你持续抑郁，你的治疗师会有一些想法，即使他并不清楚最初是什么触发了你的抑郁。一旦你们两个就核心问题达成了一致，就可以为下一步治疗制订计划了！有一些治疗师会让你专注于自己的思考方式，比如你可能相信口头表达或者做某事的能力差就意味着你是一个非常糟糕的人，他就会提供给你一些不同的看待自己的方式；有的治疗师也可能会鼓励你在你的人际关系中去看待自己的问题，比如说你可能会发现你很难轻松自在地向你的配偶或者伴侣明确表达你的需要。最重要的是，在什么导致你持续抑郁以及如何制订改善计划方面，你要和你的治疗师达成一致的意见。

　　电视剧和电影可能会使我们认为治疗就是一个人安静地躺在沙发上，不受打扰，而旁边则有一个沉默的（通常是有胡须的）老人在一个文件夹上尽职尽责地书写着一些笔记。幸运的是，在现实生活中，治疗时的情景和这种情景几乎完全不同。治疗中会有非常积极的对话，能够慢慢地帮助你更多地理解自己，明白首先要做出什么样的改变。我说"慢慢地"是因为并不像电影所展示的那样，治疗并不是那些戏剧性的恍然大悟的时刻，能够魔术般地修复所有的事情。很多人相信治疗就是关注儿童期经历，然后帮助患者意识到是早期生活事件触发了他们的抑郁症，但是我想要用以下的原因来挑战这种定式思维模式。我首先想帮助你拥有一个合适的预期，而且我认为不论是什么触发了你的抑郁症，它可能都没有如今生活中导致你持续抑郁的因素更重要。此外，像抑郁症这样复杂的问题并不能仅仅归咎于生活当中的一两件事情。

当然，毫无疑问的是，如果你对自己如何患上了抑郁症有了些许认识，那你自然会感到满意；但是如果你不确信是什么导致了你的抑郁症，也不要担心治疗中有什么缺失。总之，通常情况下，聚焦于你当下的现实生活处境更加重要。

精神科医生

精神科医生是具备处方权的精神健康专家。这意味着他获得了医学学位（硕士或者博士），并且在诊断和治疗情绪障碍或者精神疾病方面接受过专业的培训。有一些精神病医生特别擅长开药，还有一些特别擅长对话治疗，而有的人则二者可以兼顾。如果你和一个精神科医生见面，那么问清楚他能提供哪些服务是非常重要的。

当你考虑选择一位精神科医生的时候，你可以问哪些很好的问题呢？你应该问他除了开药，是否可以提供心理治疗（也就是对话治疗）。如果他能够提供，那你应该非常清楚地弄明白他具体提供什么，以及你需要或者在寻求什么。如果你只是在寻求对话治疗，我会鼓励你去问我在上面"心理学家和其他对话治疗师"中所问的问题；如果你本来就是为了寻求药物治疗，我会鼓励你问我在以上医生部分所问的同类问题。

你也应该问你自己是否倾向于选择同一个人来获得药物和心理治疗，有些人的确喜欢这样，但是也有人会选择同时见两个不同的专家。两种选择都是可以的。如果你见不同的专家，那么签一个授权书允许他们彼此交流关于你的治疗的相关信息是非常重要的。

有很多精神科医生会给被诊断为抑郁症的患者开药，这是必要的。如果你决定服药，到底是由你的全科医生，还是你的精神科医生来开药呢？我的建议是，精神科医生在治疗抑郁症方面更有优势，他们非常了解各种普遍用于治疗抑郁症的药物。这并不是说全科医生不具备开抗抑郁类药物或者治疗抑郁症的能力，只是说相比全科医生，精神科医生在治疗抑郁症方面更为专业。而且全科医生在日常临床经验当中很少遇到抑郁症，精神科医生则会接诊很多抑郁症患者，在治疗抑郁症方面经验更为丰富。

确定精神健康专家

如果你有医保，建议你寻找一个当地的精神健康专家，在他那里你可以使用自己的医疗保险。你需要注意到精神健康专家有时候会从那些全科医生的分类中独立出去，而这个类别有时候会被称作行为健康提供者或者是精神健康提供者。

如果你居住在一个人口密度比较大的区域，在网上搜索这样的信息时，通常会跳出很多名字，选择当地信誉较好的机构。如果你有朋友或者是家庭成员已经找过某个精神健康专家了，你可以请他帮你推荐合适的医生。

> **小结**
>
> 要获得一个适合自己的抑郁症治疗方案，你先要得到准确的诊断。首先你要去做全面的身体检查，排除可能的身体疾病原因或者是那些可以加重你的症状的

因素。无论你是通过最初的健康顾问还是精神科医生来获得这些检查都不重要。如果你做了一个全面的体检之后，依然被诊断为抑郁症，那么接受治疗对你来讲是至关重要的。未经治疗的抑郁症通常会持续更久，也会比接受合适治疗的抑郁症更加严重。那么如何选择一种对你合适的治疗方案呢？我将会在第 3 章当中详细讨论不同的治疗方案。

——————————— DEPRESSION ----------------

DEPRESSION

A GUIDE FOR THE NEWLY DIAGNOSED

03

抑郁症的治疗方案

如果你决定去寻找帮助，那接下来该怎么办呢？抑郁症到底是如何被治疗的？在这一章中，我会重点讨论专家治疗抑郁症的一些常用的方法，然后你可以考虑哪一种对你来说是合适的。了解那些最为普遍的治疗方案，有助于你认清治疗能做什么不能做什么，从而保持合理的期望。

心理治疗

如果你之前从来没有接受过治疗，那么你对于治疗的理解基本上就只是媒体传达给你的那些僵化的或者刻板的印象。《纽约客》（*New Yorker*）的漫画通常都会虚构出一个戴着眼镜的白胡子老头，安静地坐在一个躺在沙发上的病人旁边，听他抱怨生活的悲苦。电影和电视剧则勾画出一个治疗的戏剧场景，通常情况下病人都是探索隐藏在自己儿童期的秘密，以便挖掘出他们现实遭遇的根源。更为糟糕的是，很多电影会把治疗师刻画成凶狠的恶人，控制甚至侵犯他们的患者。可喜的是，所有这些都不是真正的治疗。让我们花一些时间来了解一下真正的治疗是什么样的，以及和一个治疗师对话的时候，会是什么样的情况！

把治疗想象成和一个想帮助你更好地理解自我的人进行私人对话。这个人对于生活中的问题很有经验，而且在理想情况下，可以帮助你用一种全新的方式看待你自己，你可以向他诉说你内心的哀愁。因为这是一个对话，治疗师需要花一些时间来理解你真正的问题和担忧是什么。治疗师通常会专门安排一到三次会面，你们两个在此期间要就疗程制订出一个计划。在做计划时，大部分治疗师都会问一些问题，比如是什么促使你来见他？你发现了哪些问题？你对治疗抱有哪些期待？他们非常渴望知道你的抑郁症是从什么时候开始的，你认为是什么导致你持续抑郁，你是否有家族抑郁症史或者其他信息。

绝大部分治疗师并不会直接给出建议，至少在最开始的时候不会。这并不是说他们知道问题的答案而只是想跟你卖个关子，或者只是想让你自己跳出那个圈子来独立解决所有的问题。生活是非常复杂的，对于治疗抑郁症来说，并没有一个放之四海皆准的方法。你要明白马上获得建议可能会让你在刚开始的时候感觉到释放或者兴奋，但是任何过快给出的建议都有可能忽视你生活现状的独特性。不要指望你的治疗师会让你坐下来，然后递给你一张突破重围的路线图，里面有你需要去做的所有事情，使你可以变得更好。生活本身要比这个复杂得多，抑郁症治疗也一样。

所以，你应该抱有什么样的期待呢？有很多种针对抑郁症的心理治疗方案，我主要想探讨一些最常用的方法，以便你了解你的治疗师可能的背景。询问你的治疗师他是如何理解抑郁症以及他通常是如何治疗抑郁症的，这样问完全没有问题。

认知疗法和认知行为疗法

最常见的抑郁症治疗方法之一，就是关注你思考问题的方式。因为它高度关注你的想法，所以被称为认知疗法（CT）。还有一个类似的方法，结合了其他一些技术而被称为认知行为疗法（CBT）。记住，抑郁症不只是会影响你的心情，也会影响你看待世界的方式、看待自己的方式，以及你的人际关系。了解你思维当中的一些假设，可以在很大程度上帮助你对事物有一个更现实、更有效的看法。研究显示，认知疗法和行为认知疗法在治疗抑郁症方面疗效显著。

抑郁症患者习惯用一种特别的方式来看待这个世界。当我们抑郁的时候，我们就习惯于相信如果事情的结果不好，那就是我们的错（就是说我们相信并且认为这一结果是我们内在的一些原因造成的，而不是因为机会或者外在的环境）。我们也倾向于相信问题会持久存在而不是暂时的，而且相信这些问题证明了还存在更大的问题，并且它不会随环境发生变化。比如说，有一个抑郁症患者忘记了和朋友用餐的约定，他就更有可能认为自己是一个健忘的人，"我做事总是这样马马虎虎，我可能总是这样吧"。在这种情况下，认知治疗师会帮助这个人注意他的自动化负面思维（automatic negative thoughts），衡量它们是不是真实的。难道忘记了一次用餐就能说明一个人是一个健忘的人吗？给自己贴上"健忘"的标签对他用的吗？难道现实中他真的一直都这样吗？在他的生命当中有没有很多例子证明，大部分时间他都是非常守时并且讲信用的呢？仅仅用这样一个例子来预测他的未来，并且断定他将永远都是是这样合理吗？如果这听起来好像是你跟自我的对话，那就对了，实际就是这样。我有时候会和我的患者开玩笑说这种方法简单来说就是，"不要总是相信你所认为的一切，和自己对话并辩论是值得的"。

认知治疗师会教导抑郁症患者发现并且注意自己思维模式当中常见的错误，这些错误有时候被称作认知扭曲（cognitive distortions）或者认知错误（cognitive errors）。我们都会时不时犯这样的错误，只是当我们抑郁的时候，才更容易犯这些错误并且毫无觉察。例如，有一个普遍的认知错误，即非黑即白的思维。我们认为事情要么是灾难，要么非常棒，而压根没有考虑过中间状态。另外一个认知错误就是，认为当积极的事情发生时，只是因为幸运；而消极的事情发生时，就是自己的错误。如果退一步，去想一想我们的大脑是如何欺骗我们的，你会觉得非常有趣。我有时候会鼓励我的患者玩一个游戏——捕捉自己犯下的认知错误。

仅仅意识到或者发现这些错误还不够。当我说要你与自己对话时，我的意思是我们不得不用一些更理性、更有意义的观念来代替那些无效的或者是非理性的观念。你的治疗师在这一点上是绝对有帮助的，他可以给出一些更健康地看待事情的方式。比如说那个忘记和朋友吃饭的人，治疗师可能会提醒他，尽管这次结果不愉快，而且也不是他想要的，但这并不能证明他就是一个非常糟糕的或者是健忘的人。重新认知此类场景可能听起来比较容易，但在通常情况下，要想熟练应用这些方法则需要大量密集的练习。通过练习，就比较容易识别并且替代抑郁症带给我们的一些不利于适应的想法。

抑郁症人际关系疗法

另外一个治疗抑郁症的方法专注于我们的人际关系，而非我们的思想。它被称为抑郁症人际关系疗法（interpersonal psychotherapy for depression，IPT），这也是有出色的研究支持的。我通常会对我的抑郁症患者采用人际关系疗法，绝大部分人发现它很好操作，也很有效。人际关系疗法的显著特点就是它不关注抑郁症的起因，疾病的根源无关紧要。最重要的是识别出是哪些生活遭遇使抑郁症不断发展，并且找到方法使情况好转。

在使用人际关系疗法过程中，你的治疗师会和你讨论最近给你带来生活压力的事件是什么，你们要分析这些事

件和你的抑郁症有什么关系。人际关系疗法明确了在治疗
过程当中，你可能需要重点关注四类生活问题：角色对抗
（当你和其他人对于关系有不同的期待的时候）；角色过渡
（开始去适应一个重要的生活变化，比如说结婚或失业）；
死亡或亲人离开的哀伤；与其他人相关的一般问题。这种
治疗方法通过帮助你识别并且应对那些触发了你的抑郁症
的事件，可以让你开始感觉到不再那么孤立无助了，提高
你的效率，让你拥有更多的掌控感，对自己的生活也更加
满意。

我个人喜欢做人际关系疗法，它的可操作性强，也并
不依赖于任何复杂深奥的概念，患者通常都能很快地理解。
它也有着扎实的研究支持，并被认为是实际效果非常好的
抑郁症治疗方法。

精神动力疗法

一些治疗师会采用一些不同的精神动力疗法。"精神
动力"听起来复杂，其实就是指你生活的不同部分会彼此
产生冲突，进而导致了生活当中的某些问题。比如说，有
多少次你必须做一个报告或者其他必要的工作，但是你却
一直推迟，因为你就是不能全神贯注地去做那个工作？因

为你内在的一部分想要工作，而另外一部分却又不想工作。类似的冲突还有可能是你遇到了一个你非常喜欢的人，但是因为一些你并不完全理解的原因，你无法主动地给她打第二次约会的电话。精神动力疗法会专注于帮助我们明白这些情感冲突，使我们从中脱离出来，可以更好地理解自己，并更自如地回应发生在自己身上的一些事情。

就我的抑郁症患者而言，我发现最普遍的冲突之一就是，他们内在的一部分想要和别人更加亲近，另一部分却想要躲得远远的。当我们剖析问题的时候，发现有的抑郁症患者认为主动的互动只会以被拒绝而告终，所以一开始就不去尝试是更安全的。不要试图获得这种短暂的安全感，如果事情最终不顺利，一开始就回避当然可以保护他免受伤害，但却是以这个人的孤单和被孤立为代价的。更糟的是，他会因此错失了发现事情是否会进展顺利的机会。大部分时候，这种冲突发生的时候，我们甚至都没有意识到。通常情况下，抑郁症患者甚至都没有觉察到他们自己害怕被拒绝，以及他是如何进行自我保护的。逐渐有意识地去觉察这些恐惧，他就会考虑采用一些不同的方式，更加理性地保护自己，同时也能够以开放的态度进行合理的冒险。

患上抑郁症之后，一个非常普遍的现象是，你根本就没有意识到，你已经认为自己就是一个不受欢迎的人，并以此行事。你可能在和某人互动的时候，表现得好像他根本就不会喜欢上你，或者你可能会一直赖在床上，因为所有的事情都让你感到一筹莫展。精神动力疗法会帮助你更好地察觉出这些问题，同时也能在一个支持性的安全环境中小心地质疑它们。精神动力疗法也有非常强大的研究基础，对于包括抑郁症在内的很多种疾病和障碍都有良好的疗效。

正念疗法或者其他方法

心理疗法最有前景的新发展之一就是运用正念为基础的一些方法来治疗抑郁症。这个方法不一定是一个独立的治疗方式，而更像是一个看待抑郁症的方式。正念疗法深度借鉴了佛教中的一些理念，但并不是一个以宗教或者灵性为焦点的治疗方法。相反，这种方法鼓励你接纳你的抑郁症，而不是试图彻底改变它。这听起来好像完全落伍了，但是到了某个时刻，你就会明白这种方式可以带来意义非凡的改善。对于某些以正念为基础的抑郁症治疗方法，最初的研究显示它们能减轻抑郁症的症状，而且能有效地预防复发。

抑郁症是非常痛苦的，我并不是天真地认为正念疗法会使这样的痛苦完全消失，而是说正念疗法能帮助你更好地意识到和接纳现实，即接受生活此时此刻的状态，而不是我们期待中的样子。

正念觉察

正念仅仅意味着关注生活的现状，不做任何评判。从这个角度来看，生活并不是过去或者未来，而是我们可以参与其中的当下生活状态。抑郁症会使你的关注点变窄，使我们只看到生活当中负面的事情，但是正念将会帮助我们保持开放的态度，并且对我们所看到、所经历的任何事情都保持开放和接纳，而且不会给它们贴上非黑即白的标签。如果我们患了抑郁症，我们可能会想我是如此糟糕的一个人，怎么可能会有人想跟我说话呢？如果我们在产生这个相同的想法时保持正念，我们可能会说："我发现我有一种毫无价值、无可救药的感觉。"那种感觉依然存在，我们并不是假装它不存在或者是我们可以戏剧般地让它消失；但是我们在自己与那个想法之间创造了一种情感距离，于是它对我们的控制就会弱些。

正念接纳

　　除了对我们的感受进行正念觉察，我们也可以练习按照此时此刻事情所发生的样子来接纳它。当我们无法接受正在发生的现实时，我们就会感到煎熬。有多少次你会对着整个宇宙大喊大叫："事情本不应该是这个样子的！"我经常会对我的患者说，痛苦是不可避免的，但是煎熬却并非如此。当我们接纳生活本来的样子时，我们就不会觉得那么煎熬了。这样看待事情的方式是非常有挑战性的，但是接纳并不意味着当不好的事情发生的时候，我们要去认可或者喜欢它，也不意味着变得无助绝望或者彻底放弃。它仅仅意味着它的本意——接纳正在发生的事情。假如你的汽车出了问题，你勃然大怒并且认为事情本不应该是这个样子的，所有这些行为都于事无补，不能解决任何问题，只会让你自己感到更加绝望。一旦你屏住呼吸接纳现状，并且说"是的，车胎漏气了"，或者"发动机指示灯亮了"，接下来你就可以开始采取行动，去寻求帮助或者做一些有助于解决问题的事情。你不需要假装你非常开心，你依然可以感到生气或者失望。正念觉察只是意味着发现那些感受，而不是自动地对它们做出回应。

正|念|练|习 Depression

　　当我们开始使用正念和抑郁症做斗争的时候，我通常会鼓励我的患者全神贯注地感受并体会自己的情绪，无论他们的情绪是什么。我经常会建议他们想象他们的思维就像漂浮在溪流上面的叶子或者像传送带上的盒子，目标就是去识别或发现所看到的正在发生的事情，而不是直接跳进溪水或者是走上传送带。这是完全不同的体验想法的方式。它会帮助你建立一种情感距离，防止你被那些有害的思维方式套住。比如，认为"真讨厌……我今天没上班，我只是一个懒惰的混蛋，可能会被解雇，无论怎么样，我都是咎由自取"与认为"我发现我并不喜欢自己现在的感受，我发现我总是在批判自己，会因为自己没有上班而指责自己。我发现现在我开始对未来做出一些假设，相信事情永远也不会变好了。我看到我正在认定自己是咎由自取、罪有应得的"。后一种看法更加奇怪，但要注意，正因为它是中立的，不带任何评判色彩，所以可以减少抑郁症造成的负面想法。

心理治疗会持续多长时间

对于治疗的疗程是多长时间，并不存在预测公式，但是大部分人发现在治疗一个月或者更长一点的时间之后，他们的抑郁症就会表现出一些改善的迹象。最常见的情况是，治疗需要花上至少三个月才会有效果，某些类型抑郁症的治疗应该会持续更长的时间。因为这种疾病本身有复发的风险，患者可能会再次患上抑郁症，所以你应该和你的治疗师讨论有关维持治疗的事情。换句话说，就是要定期复查，比如说在你的症状完全消失后第一年中每个月或者长一点的时间定期复查一次。这样可以帮助你降低复发的风险，也可以帮助你彻底巩固你在治疗当中获得的进展。我会在第 9 章中进一步讨论这一点。

药物治疗

除了心理治疗以外，药物治疗也是一个治疗抑郁症的普遍方案。但是当你和医生或者是精神科大夫讨论有关服药的事情时，你可以有什么样的期待呢？接下来，让我们花一些时间来看看你能期待什么，以及在你开始药物治疗之前你可能想要弄清楚的一些问题。

在此，我不得不指出一个对于抗抑郁药物能够做什么的最普遍的误解，即期望小小的一粒药就能够使你变得开心，这简直是天方夜谭。药物绝对无法帮助任何人获得一个没有痛苦的生活。我们的生活中不可能没有任何痛苦，除非我们住在奇幻世界当中。然而，抗抑郁药物确实能够很好地帮助大脑在化学物质和神经递质之间达到完美的平衡，从而缓解很多抑郁症的症状。它们可以帮助你重拾你的力量之源，让你的睡眠更有规律，让你再次获得食欲，同时也能帮你克服那种伴随抑郁症出现的抑郁、低落、无能、脆弱的感受。

一旦你开始服用抗抑郁药物，你应该抱有什么样的期待呢？有很多药物需要服用一个月才能完全达到治疗效果，对此你可能非常惊讶。所以，询问你的医生他所推荐的这个药物通常需要花多长时间才能发挥疗效是非常重要的。不幸的是，如果你正在服用的那些药物有任何副作用，那么在出现疗效之前，你可能会先体会到这些副作用。我一直建议，要提前问你的医生常见的副作用是什么，以及你在服用一种新的药物最初的几天或几周之内应该如何有效地管理和应对它们。同时你还应该询问是否有一种副作用可能是非常剧烈的或严重的？是否会给你带来生命危险？如果出现了副作用，你应该怎么办？

你必须服药多长时间呢？就像心理治疗一样，并没有一个放之四海皆准的适用于所有情况的标准。但是鉴于第一年复发和再次发作的风险较大，以我的经验，精神科医生通常都会建议保持服用抗抑郁药物至少一年，时间貌似有点长，但是为了安全起见，这样做也是应该的。如果有一个抑郁症患者康复了以后，在第一年或者之后再次患上了抑郁症，那么抑郁发作的情况可能会更加严重，而且也会持续更久。阻止和预防抑郁症再次发作是非常重要的，而服药时间长一点会帮助你做到这一点。

有一些患者会担心，他们将不得不终生服药。通常情况下，大多数人都不需要担心这一点。在医生建议的足够长的疗程之内正常服药之后，你的医生或者精神科医生就会和你讨论停止用药的最佳方式。这通常会包括提醒你循序渐进地脱离药物而不是一下子停止。现有的很多抗抑郁药物都有显著的疗效，但是一旦你突然停止用药，就会产生一些让人非常不愉快的副作用。绝对不要去猜测停止服药的最好方法，一定要先和你的医生或精神科医生商量一下。

选择心理治疗还是服药，抑或双管齐下

我们很难知道到底去寻求哪种治疗方式，服药和心理治疗通常都会带来症状的改善。对一些人来说，这两种方式都非常重要。然而在缓解抑郁症的方式上，这些方法是有区别的。没有哪种药物能教授给你新的应对技巧以及新的思维方式。在这个方面，心理治疗非常有优势。相反，相比对话治疗，药物通常会更快地缓解抑郁症的躯体化症状。

如果有兴趣了解更多你体验自己、他人、你的情绪以及生活中的事件的方式，那对话治疗对你可能非常有用。在你和治疗师的对话过程当中，你能够体会到这些体验哪些对你来讲是有益的，哪些可能是有害的。更好的情况是，治疗师会提供一种保密而且安全的关系。在这种关系当中，你可以尝试一些新的、更有效的行为模式。但是如果你感到很难公开说出自己的情绪和想法，或者你发现要去信任他人是非常困难的，那么在对话治疗过程中，你可能会经历一个困难时期。

药物治疗和对话治疗可以同时进行，完美结合。当你想要管理抑郁症的生理和认知症状的时候，药物可以担

当重任，使你更容易通过对话治疗做出有益的改变。如果你的医生或者精神科大夫建议采用一种方式而不是另外一种，那你应该大胆地询问原因，探讨如果同时服药和参与对话治疗有什么潜在的好处。

小结

　　治疗抑郁症的时候，你有很多种选择，但是在这些选择中，大部分都属于两大类别之一：服用抗抑郁药物或者寻求对话治疗。任何一种方法都可以缓解抑郁症状，而对话治疗还可以帮助你学习到更有效的应对策略。有很多人会同时选择这两种方式，并且发现双管齐下的治疗方案会更有帮助。无论你选择服药还是选择心理治疗，或者是二者同时选择，我想强调的是当我们面对抑郁症的时候，任何一种治疗方案通常都要优于不接受任何治疗。然而，无论你选择哪种方法，很重要的一点是，你要随着时间的推移记录并且追踪你的进展状况。在第4章中，我将会讨论一些评估你的治疗效果的好方法。

DEPRESSION

DEPRESSION

A GUIDE FOR THE NEWLY DIAGNOSED

04

监测治疗进展

在这一章中，我会讨论如何在治疗过程中一周一周地连续监测你的进展，我也会指导你运用这些信息来评估哪些方面是有效的，哪些是无效的。你的医生或治疗师也可能对于如何监测你的进展状况有一些额外的建议。

监测频率以及监测方法

在治疗抑郁症患者的时候，我总是不厌其烦地要求他们每周都做一些简单的量表测试，从而可以给我反馈什么样的症状正在困扰着他们以及这些症状的严重程度。通常我会使用我在第 2 章中展示出来的量表 PHQ-9,用这样一个标准的专业测量工具可以帮助患者和我在治疗过程中共同追踪治疗的进展。随着时间的推移，明显的改善会给予我们希望，并且也暗示着可能我们所采用的方案是正确的。

当缺乏改善或者进步的时候，我们就可以共同讨论是什么使得进展不那么顺利。无论你是用一个量表还是一个进度表，抑或只是和你的医生或治疗师有一些这方面的讨论，一周一周连续有意识地去观察自己的生活状况都是非常重要的。

但是，也不要过于密集地去做这种监测，我不建议你在一周当中对自己的症状做一次以上的评估。有一些抑郁症测评工具专门用来测评在过去两周当中你的症状表现如何，而不适合用于一个更短的时间范畴。这是为了确保那些为数不多的精彩日子或者是特别糟糕的日子不会掩盖了你长期的整体状况。这就好比每天都称一下体重，每天当中非常微小的波动都会影响你看到一个更有意义的长远模式。在一个相对较长的时间段里，获得一个动态的平均变化水平，会给予你一个更加可信的整体状况。如果你正在使用一个进度表或测评工具，抑或是和你的健康顾问讨论，通常一周测量一次就可以，除非你有自杀的想法或者是自残的行为。在这种情况下，你应该非常坦诚地和你的治疗师讨论，明确地表示在哪些情况下你应该及时寻求紧急服务或者帮助。在第 6 章中，我也会讨论如何管理自杀想法。

何时会有变化

对大部分人来说，通常接受心理治疗或者服用药物一个月后才能看到一些改善。药物需要经过一段时间才能在你的体内发挥有效的作用，而生活压力并不会在一夜之间就消失。我一开始就会告诉患者这个事实，所以他们对于治疗会有一个理性的期待；否则他们会感到非常困惑或者失望，尤其是在我们见了几次面，而事情并没有像他们想象中变得那么美好时。所以，对你来说，向你的治疗师或者医生真诚地敞开心扉或者问他们什么时候才能看到效果是非常重要的。

如果没有进展该怎么办

就像我在第 1 章中提到的，研究清楚地表明，大部分寻求治疗的抑郁症患者的病情都会有所改善。相比那些不接受治疗的人，他们会更快地获得进展。但是如果你已经在接受治疗，而事情并没有好转，你该怎么办呢？遗憾的是，抑郁症的最常见疗法对于一些人来说，根本没有任何效果。在那些已经服药而没有接受心理治疗的抑郁症患者当中，大概会有 30%~50% 的人的药物治疗并没有达到完全的疗效。有很多临床学家会使用"抗拒治疗型抑郁症"

这个词语来描述那些对于多种治疗方案都没有任何反应的抑郁症。然而，在你认为你就是正在和这种抗拒治疗型抑郁症做斗争的时候，考虑一下其他的可能性也很重要。

用药医从性

大概有一半服用抗抑郁药物的人在持续两个月之后通常就不再按医嘱服用药物了。这种现象产生的原因有很多种，有一些人对于服药抱有复杂的情感，因为他们认为依赖药物意味着他们非常懦弱或者不能自食其力，结果就是他们不会坚持服药，甚至直接就停药了。抑郁症患者对接受治疗怀有复杂的感受是完全可以理解的，但是和你的医生或者治疗师坦诚地分享并讨论是什么阻止了你继续服用药物非常重要。

我有时候会将服用抗抑郁药物比作糖尿病患者服用胰岛素，你需要在一个漫长的疗程中持续不断地服药。没必要因为患上了一种疾病而感到羞耻，你会对一个服用胰岛素的人心生厌恶而看不起他吗？可能不会，因为所有人都知道胰岛素治疗是有作用的，而且也是一种被广泛采用的治疗糖尿病的方式。没有人喜欢长期服用某种药物，但是不要因为照顾自己而感到羞愧，这不能证明你是脆弱的。

相反，它展现出你是足够关心自己，才会认真做那些对治疗你的疾病非常有益的事情。

有些人会说，他们并不喜欢药物的一些副作用，或者吃药使得他们感觉自己不再像是自己了。如果你的医生已经给你开了所需要的药，我会鼓励你一开始就询问该药的一些常见的不良反应，以及这些反应可能会持续多长时间。并且你也要问在联系你的医生之前，你需要忍受这些副作用多长时间。要记住的是，在一些罕见的案例当中，有一些药物会导致服药者愈发想要自杀，特别是对那些年龄未满 21 岁的年轻人来说。尽早和你的医生去讨论这些问题，在自杀想法变成一个问题之前制订一些计划，一旦问题变得严重了，就严格执行这个计划。

积极主动参与治疗

就像有些人对服药抱有复杂的感受一样，有些人对于定期去参加治疗也有着复杂的感受。参与到治疗当中本身可能会使他们觉得自己不够独立，或者他们可能会觉得治疗对他们没有作用。有这样的感受本身并没有问题，问题在于你如何应对或处理这些感受。这听起来可能有点搞笑，但如果你不想接受治疗，你最好还是去，而且也可以讨论一下为什么你不想去那里。尽管这听起来有点落伍，但有时候，你不想去接受治疗的那些原因恰恰反映出了那些使你抑郁不堪的问题。比如说，可能你认为那些你不得不说的事情是没有意义的，或者在治疗当中提起来是没有价值的，但是如果你去了，你就会发现这个根深蒂固的观念会导致你的抑郁症不断加重。对于和你的治疗师建立安全关系而言，把这些问题一点一点地攻克是非常重要的。

有些人觉得和治疗师之间没有建立起良好的联结。在大部分案例中，我会建议患者坚持不懈地努力去接受治疗，并且要冒一些合理的风险，坦诚地和治疗师一起分享并且识别出这种感受。你并不是要去冒犯你的治疗师，而是在治疗中积极、主动、密切地检查这些感受，这样做的作用是不可估量的。想一想是什么使得你与治疗师之间的联结感不那么令人舒服？比如说，你是否发现自己想要获得更多的指导？一开始就想清楚你想要什么，你的期待是什么，并且和治疗师谈论这些是没有问题的。治疗师并不是超人，也需要知道你想要什么，需要什么，期待什么，就像任何其他人一样。大胆地告诉你的治疗师吧！

如果你已经做了以上我所描述的这些事情，但依然感觉不到你和你的治疗师之间建立了良好的联结,怎么办呢?如果你已经很真诚地、也很努力地尝试去解决这个问题,那么我会建议你换一个治疗师。一段良好的治疗关系是成功治疗的最佳因素之一,而不好的关系会妨碍事情往好的方向发展。但是如果你没有做出真实而有信心的努力尝试去解决事情,我就不会急着建议你更换治疗师,因为学会和治疗师建立良好的关系也是你学习良好健康的人际关系技巧的一个重要的途径。

共病诊断

有时候人们没有变得更好,是因为抑郁症不是唯一的问题,抑郁症很少发生在真空当中。在很多案例中,抑郁症患者同时也在和另外一种身体或者是精神疾病做斗争。当有两种或者更多的疾病同时发生时,就被称为"共病情况"。在第 8 章,我会对最常见的共病特征进行详细的讨论,比如说焦虑症、物质滥用或者人格障碍。

无效的药物治疗

如果你正在服用药物,一个月之后依然没什么效果,那就要和你的医生讨论了。不要绝望,还有很多种可用的服药方法。你的医生可能会建议再等一段时间来观察药物的作用或者是改变剂量，增加另外一种药物来辅助或者直接更换药物。更重要的是，在没有和医生讨论之前，千万不要做出任何改变，突然停止用药或者改变抗抑郁的药物可能会触发一些不必要的后果，我绝对不建议这样做。

无效的心理治疗

你已经在治疗当中花了一个月的时间，但对于进展状况并不满意，你该怎么办呢？直接公开地和你的医生讨论是非常关键的。当治疗遇到阻抗的时候，通常是因为没有建立一个明确的目标。如果你已经按照我的建议去监测自己的症状，把你的进度表或者量表结果带过来，和你的治疗师诚实地讨论有哪些东西依然在困扰着你。如果你对治疗的方向并不清楚，那么让你的治疗师及时地知道而不是拖到最后是非常重要的，这样你们就可以及时回到同一个战线当中了。

假如你已经和治疗师讨论过这些，但对于治疗所取得的进展，你依然不满意，那该怎么办呢？以下是你可以问自己的问题。

● 我对治疗的目标和期待是什么？我们每次见面会谈是否专注于这些目标？

- 我的治疗师是不是理解我，同时也理解我的治疗目标呢？
- 我是否明白治疗的方向？还是说目前我们只是在东扯葫芦西扯瓢呢？
- 我能明白我们现在所使用的治疗策略吗？

对于最后一个问题，你可以回顾第 3 章的内容，有很多种不同的治疗方法对抑郁症都有显著的效果，比如认知疗法、人际关系疗法、精神动力心理疗法。如果你的治疗师建议或者使用了一种不同的治疗方法。这并不意味着它的治疗方法就是无效的；要紧的是，你要问一下为什么他相信他的治疗策略对于治疗抑郁症是有帮助的。有能力的治疗师不会因为你提出了这个问题而感到生气。他们也应该解释一下他们所认为并且推荐的东西，而不应有任何抱怨或者以心理学术语故弄玄虚。如果你不知道你的治疗师来自哪里，那么要尽快了解一下。

如果依旧没有疗效，该怎么办

如果在相当长的一段时间内，抑郁发作特别严重，或者是抑郁的人迫切想要自杀，就有必要入院治疗了。除了以上罗列出来的一些抑郁症的治疗方法，入院治疗通常并不会提供其他的特殊护理，但是它的确会提供安全性、结构性以及一个更为简单的环境。这将有助于抑郁症患者更好地恢复。也有一些医院的确会为抑郁症患者或者其他情绪障碍患者提供一些专门的治疗方案，比如说，教育团体、密集的心理咨询或者封闭的药物干预措施。如果你认为你可能会从这种特殊的服务当中受益，那么和你的治疗师或者精神科医生讨论一下，看看接受一部分或者完全入院服务是不是对你有帮助。

那些对于有用的抑郁症治疗方案没有任何反应的患者可能会从电击治疗方案（ECT）中获益。一些恐怖的电影画面可能会立马浮现在你的脑海中，比如一些无望的病人被五花大绑，被一个残暴的医生用电击折磨得死去活来。请务必记住，现实是这样的：只有极少数抑郁症患者不得不接受 ECT 治疗。但是对于那些接受了 ECT 的人来说，通常这种疗法都会让他们的长期重度抑郁症得到缓解。在现代的 ECT 治疗中，病人在睡着的时候会被给予小负荷的电流，等同于使一个灯泡发亮的电流会通过他们的体内，然后通过那些安置在他们头部周围的电极一端或者两端同时进入他们的大脑。这可能会诱发癫痫发作，但是镇静剂会阻止患者发生强烈的抽搐。在痉挛或者抽搐时，病人的大脑会释放出一些化学物质，随着时间的推移，会很明显地改善一些严重抑郁症患者的症状。

如果治疗无效，该如何与医生讨论

我会不厌其烦地强调，当你的症状没有任何改善，或者你对于治疗的过程并不十分满意的时候，要及时和你的医生或者治疗师讨论这个问题。但实际上有时候做要比说更难。有的人对于维护自己的立场和利益总是感到不自在，更别提向一个处于权威地位的人来坦白这些了。在很多文化中，医生特别受人尊重，所以和你的医生或者治疗师直接讨论他们所提供的治疗方案的一些问题，的确会令人有些恐慌。但是鉴于良好的沟通非常有必要，我们需要花一些时间来讨论一下，你应该如何把自己的担忧说出来。

在和你的医生说明这个问题之前，你要清楚地知道你想让医生知道什么以及如何说清楚。我会建议你花一些时间把你的担忧写下来，帮助你组织自己的思路和想法。比如说，你可能会觉得你正服用的药物没有效果或者有一些意外的副作用，或者你可能会觉得你们见面的次数太少，不足以让你有充分的时间来识别出那些导致你抑郁情绪的担忧。无论你的担忧是什么，把它们写下来都是一个不错的主意。这样，当下一次去见医生或者治疗师的时候，你就可以把这个便条或者笔记带过去。

接下来，你也要清晰地认识到你想要的任何改变或不同，这一点也很重要。你的药物可能使你变得过于疲惫，你需要终止这种现象；或者你可能觉得你的医生并不完全理解你的无助感或者抑郁情绪，你想要他对这些有更多的觉察和领悟。清晰地认识你所期待的改变，对你的康复大有益处。记住，你正在为自己的合法权益发声，而不仅仅是在抱怨。

如何把你的担忧公开地表达出来呢？我建议在你们下一次会谈的最开始就提出来。大部分会谈都是以医生或咨询师询问"自从上一次会面之后你的生活进展得如何"来开始的。这是一个理想的时间点，而且会谈进行的时间越长，你就会越担心那些你没有提出来的担忧。所以请大胆地把它们提出来吧，越早越好，即使一开始你可能感到有一点奇怪或者尴尬，但是说出来后你会感到非常舒服，因为你知道你对于自己的问题非常负责，所以才公开说出来了。而且务必记住，医生并不是超人，如果你不告诉他们，他们就不会知道你到底在担心什么。

小结

　　绝大部分寻求治疗的抑郁症患者通常都在开始治疗之后的一个月才会出现一些改善。我会建议你随着时间的推移采用一个结构化的方式来记录你的治疗过程，以便你和你的健康顾问能够评估有哪些症状正在改善，有哪些还没有改善。当你发现有些抑郁症状并没有像你期待的那样很快得到缓解和改善，可能有一些不同的解释，比如共病情况和无效的治疗方案。如果一些治疗方案看起来并没有效果，你应该和你的医生或者治疗师讨论一下改进计划。诚实公开的讨论和沟通是非常重要的，它可以帮助你对改善和进展保持理性的期待。

　　当你习惯了对你的治疗过程进行监测，你还能做什么来照顾好自己？在第 5 章中，我将会重点介绍如何管理你的抑郁症状。

DEPRESSION

DEPRESSION

A GUIDE FOR THE NEWLY DIAGNOSED

05

管理抑郁症状

在这一章中，我们将会关注抑郁症最普遍的症状，以及在接受治疗的过程当中，你应该如何管理这些症状。记住，这些策略是有关症状管理的一些想法和金点子，并不是让症状消退的办法。当你感到对人冷漠或者疏离的时候，没有什么办法能够突然消除悲伤情绪或者让你神奇地重获对人际关系和活动的兴趣。但是请记住，尽管你的抑郁症状并不会在一夜间消失，但是在合适的治疗的帮助之下，它们应该会随着时间的推移而减弱。

症状管理的整体情况

也许你会有相当长一段时间在"做表面功夫或走过场"，就是你日常的工作或者生活依旧在按部就班地正常进行，但是你却不再有以往的那种热情。放任你的情绪或者积极性不受控制，期待它们会自然好转是不可能的。事实上，放弃日常活动，让你与朋友、家人或者是同龄人隔离开来，会使你的抑郁症更加严重。你将会发现，积极性以及心境改善通常都来源于采取一些对你有益的行动。因此，我想要专注讨论那些你可以采取的健康行动，从而避免你陷入困境。

失去活力，无精打采

在这里，我把失去活力和无精打采划分到一个范围内，因为它们通常通过共同作用才使你感觉无法去做一些你往常习惯做的事情了。管理这部分症状通常是最具挑战性的，因为并没有什么灵丹妙药能够快速地克服它们。它们像瘟疫一样影响着你生活的很多方面。这些问题到底以哪种方式来影响你的生活呢？你是否对于按时起床去上学或者上班，感到特别疲惫不堪呢？你是否非常厌倦出去和朋友见面或者你觉得你甚至无法承担社会责任？这种情况是非常普遍的，也是令人沮丧的。抑郁症的一个生理症状就是你的活力较之前变弱，这跟你对自己的负面认知结合在一起会形成一个恶性循环。当你感觉自己的日常生活、工作安排有所滞后的时候，你很容易会感到很糟糕、很内疚，甚至是对于弥补或者追上这些日程感到无望，这会让你更不想去尝试了。如果它已经存在的话，你可以提醒自己，阻止这个循环来辖制你，或者尽快去打破它，这对你来说非常重要。你的目标并不是试图假装你并不疲惫或者用超人般的努力去冲破你的倦怠，而是使出浑身解数对你所做的一切感到满意。我将在这一章后面讨论如何在做你能做的事情与短期之内降低你对自己的期待之间达成平衡。

当你感到无精打采或者精力不足的时候，不要试图做所有你以前能做的事情。有一点很重要，你要把你的精力集中在那些对你来说最重要的事情上。同时也要接受一个客观的现实，那就是那些优先次序较低的事情只是不得不延迟或者推后去做。尽可能让你一天的生活有一个层次分明的结构来顺应你的症状。这可能意味着如果你无法保持清醒，那就打一个盹儿吧；或者是确保你在那一天当中的早些时候，或你精力充沛的阶段，做更多有挑战性的工作。

为你的各种症状评分

做一个简单的表格（参照表 5-1）来记录你的早上、下午、晚上的精力状况，这样做是很有帮助的。这样你就可以看到是否在某个特定的时间段你会觉得无比疲惫，然后依此制订一个计划。我会建议使用下面这个表格来记录你的精力、睡眠以及情绪状况，从而了解更多相关的症状模式以及各种不同的活动对你的影响。当你记录一周的精力、睡眠以及情绪状况时，你可以从 1 到 10 对自己的精力和情绪状况进行评分。1 代表你的精力或者情绪状态特别差，而 10 则代表精力充沛或者情绪亢奋。对于睡眠时间，你可以记录前一天晚上你睡眠的小时数。在活动那一栏中，记录一下那天你所做的任何特别的活动。坚持一段时间之后，这个图表就可以帮助你了解哪些活动看起来对你的情绪和精力有益，而哪些活动看起来没有任何益处。这个图表非常实用，它很方便，不需要额外的努力就可以帮助你发现一段时间之内你的一些行为模式。如果你空了一天也没关系，只要及时补上就可以了。你也可以把这个图表带给你的精神健康咨询师，因为它也会帮助咨询师理解什么会让你感觉好一点，什么会让你觉得更糟糕了。

表 5-1　　　　精力、睡眠、情绪和活动记录表

		精力水平 （1~10）	睡眠 小时数	情绪状态 （1~10）	活动
周一	上午				
	下午				
	晚上				
周二	上午				
	下午				
	晚上				
周三	上午				
	下午				
	晚上				
周四	上午				
	下午				
	晚上				
周五	上午				
	下午				
	晚上				
周六	上午				
	下午				
	晚上				
周日	上午				
	下午				
	晚上				

兴趣丧失和社交孤立

如果你对从前特别感兴趣的一些活动失去了兴趣，会

怎么样呢？就像悲伤情绪一样，当你对从前你很享受的活

动失去了激情的时候，没有什么办法能够让你马上振作起来。当你抑郁的时候，很容易就会感到烦躁不安，觉得参加那些活动是没有意义和价值的。更糟的情况是，长期待在家里或者自己的房间里，会制造出一种对生活感觉无助的螺旋线，使得你更想与外界隔离开来。你可以试着找出一些使你保持积极状态的生活方式，从而让你不会觉得特别孤单。

保持积极主动

好消息是，一旦你开始努力参与外界的一些活动，它可以提高你的积极性或者兴趣，并使你继续坚持下去。心理学家有时候会用"行为激活（behavioral activation）"这个术语。它指采取有效行为并保持下去的一些方法。为了充分利用这些原则，请你列出一个清单，写上你想要努力参加的一些日常活动，或者你曾经喜欢做的一些事情，并且也观察一下现在做这些事情对你的情绪会有什么影响。如果你发现某些活动对你的情绪有积极的影响，那就在你的日常生活中尽可能安排这些活动并保持下去！以下是一些建议：

● 出去散散步；

- 给自己做一顿美食；

- 待在室外，而不是待在家里；

- 给一个朋友打电话；

- 去一趟商店或超市；

- 去健身房或者参加一个健身班；

- 约一个朋友喝杯咖啡；

- 做瑜伽、冥想或默想，也可以游泳或者参加
  其他健康的活动。

如果你发现自己无法实现这些目标，你可能需要把这些目标细化为一些更小的步骤，以便更容易完成。比如说，如果你觉得去健身房压力很大，那就鼓励自己一次前进一小步。比如说，走到车跟前，开车去健身房，换衣服，做一些运动，冲凉，换衣服，开车回家。化整为零的好处是，当看到那些更小一点的步骤时，大的任务就变得更加合理，不会让你感觉到压力山大了。

保持社交关系

社交孤立就像失去兴趣一样，比较棘手。因为当你感觉抑郁的时候，某些情况下你最不想做的事情就是和人待在一起。社交联系可能看起来杂乱无章、令人沮丧，甚

至会让你感到焦虑烦躁。然而如同应对失去兴趣一样，你也可以制订一些合理的社交目标，然后坚持下去。可能你并不想要人陪伴，也不想去参加聚会，但是你可以设定一些更小的目标，比如一周至少和一个朋友有一次短约会，喝喝咖啡，聊聊天，这样可以帮助你和周围其他人建立联结，避免让你感到孤独。你并不一定要强迫自己对参与这种社交活动感到十分满意或狂热，而仅仅是尽可能使你自己与其他人待在一起，这是一个非常重要的起点。上面提到的一些记录策略在建立社交关系中也是可行的。比如说，将你生命当中的那些重要人物列一个清单，然后记录下和他们在一起或者和他们聊天对你的情绪的影响，看看你和某个人待在一起的时间是需要更多还是更少？对你自己来说，搞清楚或掌握好你的社交关系如何影响你的情绪是非常重要的，然后你可以以此来改善那些无效的社交关系，同时使那些有效的社交关系最大化发挥功效。

保持规律的作息时间

当你对自己日常的作息失去兴趣的时候，我会鼓励你尽可能做一个有规律的作息时间表。每天活动的一致性对抑郁的康复是非常重要的。这并不意味着会让你的生活变得无聊或者是单调乏味，而是让你保持一个能够依赖的作息表。当你抑郁的时候，绝不适合让生活中充满临时决定或者让你的每一天完全杂乱无章，那样你有可能会过上浑浑噩噩、毫无目的的生活。当然，说比做要容易得多。当你抑郁的时候，你可能并不想保持积极性或者是去计划任何事情。但是通过保持一个规律的作息表，比如说一致的吃饭时间、一致的睡眠时间，或者其他一些活动，能让你相信你正在做一些非常重要的事情，也会让你的自我感觉变好一些，防止你总是举棋不定或者过得漫无目的。

悲伤的情绪

悲伤或者情绪低落是最难应对的抑郁症状之一，原因非常简单，就是没有任何办法能让你迅速恢复。我会建议采取三种策略来应对悲伤的情绪，你可以体验一下哪种策略对你最有效。

分散注意力

首先，我需要说明的是，在短期之内分散注意力是没有任何问题的。和一个朋友聊聊天，看一场电影甚至是开车转悠一圈，是一些短时间内可以使你的思想脱离悲伤的简单方法，我并不建议将这个方法作为你最主要的应对策略。因为如果太长时间过于分散自己的注意力，你可能就会对专注于治疗目标失去积极性。然而在短期之内，分散注意力可能是一个非常有效的策略。

接纳你的悲伤

其次，你要试着接纳自己的悲伤，它就是你当下感受到的真实感觉。回顾我在第 3 章谈到的内容，这并不意味着屈服或放弃，而是诚实地面对你此刻的情绪状态。接纳让你可以自由自在地对自己的情绪做一些事情，而不是被"凭什么我不得不面对这个问题，真是不公平"这样的想法套住。

抵抗消极的想法

最后，借鉴认知治疗的一些原则。有时候识别出那些你具有的并且导致你感觉悲伤的特殊想法是非常有意义的，比如说你可能发现你自己在想"我真是太懒惰了，我已经三天没去上班了"，或是"为什么要去打电话打扰别人？无论如何，没有人想要跟我说话"。抑郁症会使你倾向于以这种极端的思维方式去思考问题。当这些想法出现时，重要的是要敢于去挑战它们。当你发现自己受这些极端的负面思维控制时，要关注一下，并找到证据来证明这些想法就是负面的。不妨试着问一下自己：那个极端的负面想法是正确的吗？抑郁症会使你更加极端或者负面地去思考问题吗？要提醒自己这样做并不会使负面想法完全消失，但是却可以让你和这些想法保持一定的情感距离。

睡眠困扰

抑郁症患者普遍会有睡眠困扰问题。大部分抑郁症患者都会比他们往常睡得更少，但是也有少部分人发现自己变得嗜睡，而且没有任何起床的意愿。我会分别详细讨论如何管理这些问题。

管理失眠的一些策略

抑郁症患者普遍有失眠的问题，这意味着他们入睡是非常困难的。在想休息的时候却头脑清醒，或者会比预期的时间更早醒来。如果你有入睡困难或者你醒来之后在15~20分钟之内不能再次入睡，那么就起床，做一些低能耗的事情，比如阅读一本书或者冲一个热水澡，过一会儿再回到床上等待再次入睡。记住，不要强迫自己入睡。如果比你原计划要早醒一个小时或者更短的时间，最好直接起床吧。躺在床上期待着可以再次睡着更有可能是在浪费时间，也有可能会使你感到沮丧。

在这一章的前面，我说过要保持一个一致稳定的作息时间表，这一点是非常重要的，因为抑郁症会极大地改变你的睡眠模式。保持一个有规律的睡眠时间表是非常困难的，你可能无法控制什么时候睡着，但是对于什么时候起床可以多控制一点。因此我建议你设一个闹钟，然后每天尽可能在那个相同的时间点爬起来。即使你依然感觉非常疲惫，直接起床还是非常值得的，那样你更有可能在一天结束的时候会非常疲惫，更可能有一个更好、更优质的睡眠。此时起床，你也会避开再次入睡的困境，免得错过了一天当中的大部分时间。躺在床上的时间越长，你的睡眠就越容易失去规律，你更可能在白天睡觉，而在晚上却保持清醒。最好保持一个有规律的作息时间，这会帮助你的身体知道什么时候保持什么样的状态，也能让你感受到一天当中的一致性和稳定性。

小睡一会如何呢？将近半个小时的小睡有时候是非常有益的。但是当你在抑郁症恢复期的时候，我通常不建议这样做，因为它有导致你嗜睡的风险。现实中并非总能放弃小睡，如果你确实需要小睡一会，那么就定个半小时的闹钟，而且一天当中小睡一次就可以了。

我通常会建议我的抑郁症患者在傍晚的时候尝试做少量的运动。健身运动不仅会促进你融入那些健康的运动或者活动当中，而且会使你那天晚上的睡眠质量更好。即使仅仅是一次小小的散步也有效果。

要确保自己远离酒精、咖啡因，或者是在睡觉之前吃大餐。留意你的饮酒量是一个非常好的习惯，尤其是在你处于抑郁症康复期的时候。当然，如果你确实想喝酒，那请不要在你睡觉之前的几个小时喝。你的身体对待酒精就像对待其他任何食物一样，消化大量的食物事实上会影响你入睡的过程。咖啡因是一个刺激因子，如果你在临睡觉前喝了咖啡就会使你入睡更加困难，试着至少在你睡前的四个小时之内不要饮用任何含咖啡因的饮品。可能的话，越早越好。

对于我的那些失眠患者，我通常会提醒他们，除了睡觉和做爱以外，不要在床上做任何其他的事情。换句话说，就是不要在床上阅读或者看电视，那会最终导致你的身体建立起条件反射，当你在床上的时候会习惯性地激起注意力而不是睡意 。如果你想要阅读或者看电视，请确保你在做这些事情的时候，远离床铺。

应对嗜睡的一些策略

绝大部分抑郁症患者都会与某种形式的失眠做斗争，但是有一些人会有完全相反的表现——嗜睡。嗜睡是一件非常令人沮丧的事情，你总感觉睡不够，所以就会花更多的时间去睡觉，但却发现状况一点儿也没有改善或根本感觉不到休息好了。和嗜睡做斗争，说起来容易做起来难，但是它也是可以管理的。即使非常困难，我还是建议如果你睡了八个小时以后醒了，那就爬起来。你可能会在那一刻感到特别疲惫，但是继续待在床上通常无济于事，反而更显示出你想要从这个世界当中逃离，而不是真正需要一个实际的睡眠。赖在床上不起来会使你无意间错过一些重新建立日常作息规律的机会。当你待在床上的时间过长时，你反而可能会"强化"自己内疚的感觉。更糟糕的是，过多的睡眠并不会让你觉得更舒适和放松。所以，定一个闹钟或者是让你的一个朋友来叫醒你，确保你在一定的时间以后能够离开床铺，这是非常有意义的。

如果睡眠问题一直持续

　　最后，如果睡眠问题持续不断地困扰着你，或者是你感觉已经无法自拔了，那一定要和你的医生或者精神科大夫讨论一下这个问题。有一些睡眠问题可能反映了你的睡眠障碍问题，而不仅仅是抑郁的症状，因此可能需要额外的治疗。比如，睡眠呼吸暂停综合征就是睡眠障碍的一种。患有睡眠呼吸暂停综合征的人在睡觉中会短暂停止呼吸，这会使他在接下来的一天中因处于缺氧状态而感觉筋疲力尽。还有一些抗抑郁的药物会不经意地干扰你的睡眠。所以，一旦你有了任何睡眠问题，要确保让你的精神科医生知道。

食欲的改变

　　有很多抑郁症患者觉得好像没什么食欲了。他们可能会比往常吃得少，因而体重会有所下降。食物可能对他们不再那么有吸引力了。他们也没有动力自己做饭，可能会觉得做饭太浪费时间。糟糕的是，较差的食欲会直接导致抑郁发作的情况更加严重，因为它剥夺了身体保持健康所必需的营养。错过一顿又一顿的饭会意味着你的日常生活规律间接地被打破了，也会使你错失一些社交机会。

健康规律的饮食

鉴于你不得不吃饭，所以我们需要关注一下如何吃饭才能更好地满足你身体的需要。当你坐下来吃饭的时候，你应该吃什么呢？当你抑郁的时候，你的饮食更可能是为了功能的需要而非美食的享受和乐趣，所以在恢复期确保给你的身体提供一切必需的营养。2009 年桑切斯·维勒加斯（Sánchez-Villegas）和他的同事发现，含有较多豆制品、蔬菜、水果，而较少肉类和乳制品的饮食非常有益于抵抗抑郁症。这样的健康饮食不仅满足了你身体的营养需要，而且也给了你一个理由去商店或者给自己做一些简餐，这样还能增加你的日常活动。尽可能保持固定的饮食时间，即使你并不喜欢这样做。固定的用餐时间可以帮助你一天过得更有规律。当你觉得难以忍受的时候，试着和其他人一起用餐，这样你就可以有更多的机会进行社交。如果你正在和精力不足做斗争，那就更要注意早餐的质量。

暴饮暴食应对之策

有一些抑郁症患者走向了另一个极端，即开始过度饮食。好的食物可以在我们情绪低落的时候安慰我们。当我们抑郁的时候，自然会需要更多的安慰，所以我们就开始大量食用碳水化合物，尤其是糖。这种情况是非常普遍的。过于依赖速食的便利也会使我们很容易就饮食过量，即使是大量食用碳水化合物也能在短时间内给你带来一种非常愉悦的感觉，但是在你的能量耗尽以后，它们就会使你的抑郁感和失落感更加严重，让你变成一个贪吃鬼。

当你抑郁的时候，如果你正在和过度饮食做斗争，你可以开始写下你被诱惑着想要吃东西时的感受。有很多这样的人发现他们吃东西并不是因为饥饿，而是因为他们觉得非常无聊或者是正在和另一种不舒服的情绪做斗争。了解是什么促使你想吃东西并不会使你对食物的贪婪自动消失，但是却让你有机会思考一些应对这些情绪的措施，而不仅仅是依赖食物来解决问题。

当你吃东西的时候可以使用我前面所提到的正念技巧，不要快速地吃或者机械地食用，而要放慢你的节奏，专注于饮食的过程。你嘴里面的食物口感如何？品尝起来是什么样的呢？你能不能全神贯注地投入吃东西这个行为之中，而不去思考其他任何事情呢？运用这种方法，你可以从自己的饮食中获得更多的满足感，而且你也会对自己正在食用的东西有更多的觉察。

内疚

你可能已经听说过，抑郁症被描述成了一种"内化了的愤怒"。虽然这是一个过于简化的描述，但是有很多抑郁症患者的确发现他们更倾向于因生活中的一些问题而责怪自己，而不是更怜悯自己。

自我怜悯

当你抑郁的时候，怜悯自己是非常重要的。如果你患上了抑郁症，那你就是生病了，而对一个生病的人发牢骚是无济于事的。当我们感染了流感或者是肾炎时，我们不会生自己的气，因为我们知道自己并没有促使那个问题发生，我们的职责就是尽可能使病情好转，而不会觉得自己糟糕透顶。抑郁症也是如此，有一些抑郁症患者会担心如果他们对自己特别友善而不是粗暴，他们可能会变得更加懒惰或者是失去寻求好转的动力。我通常会指出这样的信念实际上会使他们的自我感觉更为糟糕。军事操练的办法并不能培养出高超的治疗师。

接受支持

抑郁症患者通常都会担心自己会成为朋友或者家人的一个负担，甚至可能会担心去向别人寻求帮助将是非常令人沮丧的或者是麻烦的。但是请你按照以下的方式来思考：你正在做自己力所能及的那部分事情，如果你生病了，你就有责任去治疗，而且要努力促使情况好转。寻求更多的支持和帮助通常是可以被接受的。当你感染了流感，你会请假待在家里，休息并照顾自己；你大概不会对请求别人给你带来一盒面巾纸而感到内疚吧，那么抑郁症其实也是这样的。

集中注意力和做决定的相关问题

把钥匙放错了位置，或者是到商店后忘记了你需要的东西，难道不会让人很沮丧吗？我们通常都会有一些正常的记忆障碍或者注意力缺失，当我们抑郁的时候，这种情况会变得越来越多。我有一些患者甚至称这样的现象为"大脑雾化（brain fog）"，因为大脑已经变得混沌不清了。即使是你认为自己并不需要，但其实当你正在使自己变得更好的时候，列出清单来提醒自己要做的一些事情不失为一个很好的主意。在你好转到一定程度，能够集中注意力而且专注于所做的事情之前，这只是一个暂时的办法。如果你能用电脑或者手机设置一段时间的闹钟，或者为你自己设置一些提醒，那么请你使用它们提醒你任务或责任，尤其是那些最近你可能经常忘记的事情。遵循睡眠管理的建议，也有助于确保你的思维处于最好的状态。

当你感到犹豫不决，对于接下来要做什么无从下手时，该怎么办呢？你很难改变优柔寡断的状况，但你可以提醒自己，你的目标并不是做出一个完美的决定。相反，你只是试着去做一些足够好的决定，以便使你自己保持积极主动，能够参与社交活动。当你抑郁了以后，你不太适合去做一些生命当中的重大决定，但是如果你一定要做一些重要决定，那可以考虑寻求那些值得你信任的人的帮助，听一听他的观点或者意见。最后，如果你对某个决定感到不知所措，那就问一问你自己，是在这个问题上花更多的时间重要，还是为了摆脱困境而立即做一个选择重要。

暂时调整你的期待

有很多抑郁症的症状可能会使你工作、学习、阅读或参与任何种类的活动都变得无比艰难。想要有效管理你的症状，能做的事情包括暂时调整你的自我期待。但是当抑郁症如山一般压得你喘不过气来的时候，就不要再期望自己能够百分之百地保持精力充沛了。有需要的时候，一定要去寻求帮助。如果你腿上打着石膏，走路的时候拄着拐杖，人们自然就会看到你需要一些帮助，因此会为你开门；但是抑郁症在外人的眼中并不是那么显而易见，因此当你处于恢复期的时候，就要将你所需要的那些生活变化坦诚地告诉别人，这一点尤其重要。一定要记住，在你告诉别人之前，人们是无法知道你的需要的，所以请告诉他们吧！在第 7 章中，我会致力于分享一些这样做的策略。

小结

尽管抑郁症的症状不会在一夜之间消失，但是你可以使用一些策略来应对这些症状，以便你可以在恢复期管理好它们。最重要的是，在照顾好自己这个方面，你要保持积极主动，即使你并不想要这样做。积极照顾自己，保持参与，可以帮助你抵抗放弃和低落情绪。当你实践以上这些建议，你会发现哪些对你是有用的。与治疗师和精神科医生讨论这些问题，看看你所做的这些是否和你的治疗计划相匹配。可能更重要的是，要坚持下去——改变并不会在一夜之间就发生。所以，持续不断地使用那些对你有用的策略是非常重要的。在下一章当中，我将会重点讨论一种特殊的症状管理——如何与自杀想法做斗争。

DEPRESSION

DEPRESSION

A G U I D E

F O R T H E

N E W L Y

D I A G N O S E D

06

管理自杀想法

当我们讨论抑郁症的症状管理时，有一个症状是我们尤其要关注的，那就是自杀想法。探讨自杀的风险可能一开始会让人觉得惊恐不安，但却是非常必要的。抑郁症本来就需要付出极大的代价，而自杀想法则能使它变得更为致命。这一章包含两个主要部分，第一部分针对那些抑郁症患者，第二部分是为了让患者和他生命当中重要的人一起阅读，他们可以帮助患者管理任何自杀想法。

可悲的是，自杀是抑郁症群体当中一个非常真实的危险因素。很明显，绝大部分抑郁症患者并没有自杀，但是大部分自杀受害者通常都在与某种精神疾病做斗争，那就是抑郁症。为什么抑郁症和自杀之间有这种联系呢？这个疾病到底是怎么让人们如此绝望以至于他们可以放弃最基本的生存本能？主要是因为抑郁症本身会导致我们产生一种强烈的无望感，或者让我们相信事情永远不会好转了。与这样的信念相生相伴的是内疚感以及自我批评，缺乏社交支持、兴趣和愉悦感以及其他活下去的理由，这样你就可以明白为什么有些人会得出一个结论：他们没有继续生活下去的意义了。并不是他们想死，而是他们觉得生活失去了盼头，也看不到其他能够阻止自己伤害自己的生活方式。好消息是，当抑郁症消退时，这样的想法和感觉就会得到改善。为了降低自杀的风险，积极治疗抑郁症是至关重要的。

如何应对自杀想法

"感觉想要自杀"其实涉及各种各样的想法、情绪和行动。按照轻重程度，从不严重到非常严重画一个频谱。在这个连续性频谱最轻的一端，你可能会产生一些模糊不清的希望你的痛苦迅速消失之类的想法。一旦这些想法扎了根，随着时间的推移，它们就会变得更加黑暗。你可能会好奇如果你死了，是否有人会想你；或者是没有你的话，这个世界是否会变得更好一点？经过相当长一段时间，这种想法可能会促使你做出一些实际的行动，比如说探索自杀的方式，储存一些药物或者是准备一把刀。在最具风险的频谱那一端，就是主动结束自己的生命。主动寻死可能是有计划的，也有可能是在药物或者酒精的影响下的冲动行为。所以当我们讨论自杀想法或者行动的时候，很有必要具体看一看你在这个频谱的什么位置。让我们来了解一下在不同的严重阶段，你能够使用的一些干预措施。

如果你开始有了自杀想法，但是还没有实施任何计划，也没有真的或者主动去实施它，那么就需要来降低这种风险，增加你的保护性因素了。尽管你应该开始制订计划管理你的自杀想法，但此时你最重要的焦点应该是治疗抑郁症。抑郁发作可能是自杀想法背后的主导因素，所以你的关注点要停留在积极寻求抑郁症的治疗上。向治疗师、精神科医生或者是私人医生坦白你有想死的想法是非常重要的，无论这些想法是多么模糊或者抽象，这样他就可以帮助你在风险系数较低的情况下立即制订一个安全计划。和一些你信任的人讨论你的自杀想法，并不会使你的想法变得更加糟糕，反而会帮助你应对这些想法。

有时候可能你觉得让别人知道你的自杀想法是不安全的。当你想向一些过度反应、不够尊重你的隐私或者你并不十分熟悉的人坦白的时候，请你三思而行，因为尽管他们不是故意的，但是其鲁莽行为也许会让事情变得更糟糕。试着尽可能去找一些你相信他们不会过度反应、依然会对你充满关切的人。如果你实在找不到任何人，那就考虑从全国自杀热线中选一个给他们打电话吧！

如果你已经发展到开始思考以什么样的方式自杀，或者是已经制订了一些自杀计划，情况就会变得非常严重。那么这个时候花时间去阅读一些拯救你生命的策略似乎显得没有太大的意义，因为可能你已经决定要自杀了，但是你依然有希望。对那些没有成功实施自杀的人们所做的采访或者研究表明，他们通常并不想死。事实上，一旦他们已经付诸行动，比如服用了一些药物或者是跳下了桥以后，他们通常会立即后悔。也就是说，在这个时候，你依然能做一些事情来拯救自己，那就是敞开心扉，接受帮助。非常重要的一个方面就是，你要让一些人知道此时此刻你觉得不安全，是时候让你的朋友、家人或者咨询师知道这些了。在治疗当中，你需要让你的健康顾问尽可能早地知道你已经到达了制订自杀计划的危险阶段。如果你担心自己无法控制自己的行为，那么就打报警电话或者是去住院。

如果你已经到了完全准备好实施任何死亡计划的地步，危险就变得迫在眉睫了，你可能已经决定要死了，但是还有一小部分的你并不十分确定，或者对生活仍有一点点留恋。这种事关生死的危急关头，你应该打报警电话或者立即住院，你还可以给全国自杀热线打电话寻求帮助。这些热线都是由一些受过专业训练的咨询师来接通，他们都可以和你交谈，帮助你找到一些应对措施。

降低风险

有一个管理自杀想法的重要策略就是降低自杀风险，包括以下的重要步骤。

- **不要服用任何毒品，也不要饮酒，降低冲动性。** 如果你已经有了任何自杀想法，那么限制你接触以上这些物质是非常明智的。要么把它们从你的家中清理出去，要么暂时把它们送给一个朋友保管。

- **限制接近任何可能导致你自杀的因素，比如有火的地方、药片或者是高空区域。** 当你正在和自杀想法做斗争的时候，有一些危险物品就要清理出去。一定要确保所有锋利的刀具都被安全地储存起来，或者想办法使它们可以暂时远离你能够接触的范围。如果你能够接触到任何数量足以致命的药物，可以让一个朋友或者家人暂时保管这些药物，免得你在绝望或者冲动的时刻去接触这些东西。我将会简短地分享一些策略，既能让别人以一种有效的方式提供帮助，又不至于使他们受到惊吓或者引起恐慌。

● 务必保证你自己积极主动参与到抑郁症的治疗当中。停止治疗或者服药可能会导致危机。一定要和你的治疗师或者精神科医生抑或是私人医生谈一谈这方面的事情。对于治疗不要匆忙而草率地做决定。

增加保护性因素

除了要降低风险以外，也有一些策略你可以用来增强自我保护能力，抵御自杀。以下就是一些重要的因素。

● 确保你定期接受抑郁症的良好治疗方案。这意味着你要确保你的医疗保险并没有过期或者失效，知道你下一次和医生见面是什么时候，确保交通措施不会成为一个障碍，也要确保你一直有够用的处方，提前做好储备以免断药。你也要明白在一些危急情况下如何联系到你的健康顾问。

● **要定期与朋友和家人联系。** 即使你并不完全喜欢自己，也要定期社交，这样可以减少你的社交退缩和孤独感。家人和社交的支持至关重要，一定要让别人知道你想要花更多的时间和他们在一起。

● **要不断地提醒你自己有关你个人的生活信念以及你想要生活下去的理由。** 有些人会有一些文化性、宗教性或者哲学性的观念可以帮助他们免于自杀。要努力内省，并且重新审视你评估生命价值的一些理由，思考为什么你相信生活是有意义的，即使这些理由并不像之前那么强烈。找到那些对你依然有意义的东西，你用心持守的价值观念是非常重要的。

制订一个安全计划

还有一个你可以用来管理自杀想法的重要策略，就是制订一个具体而实际的安全计划，并且知道什么时候付诸行动。让我们来看看一个好的安全计划是怎样的。

第一，你应该去哪里？是否有一个地方让你感觉到更加安全？比如说自己的家里或者是一个朋友的家里。你是否感觉到那些自杀想法是如此强烈以至于你需要立即去住院？如果到了那里，要告诉一个朋友或者是家人你的去向，这样与你亲近的人就不会产生不必要的担心。

第二，你应该和谁打电话聊天？你应该与你的治疗师联系吗？如果是这样，你有哪些方式可以联系到他呢？如果在你的紧急计划当中，有其他人参与进来，那么一定要提前和他们沟通好，这样他们就可以有意识地成为你计划当中的一部分，和你站在同一条战线上。如果是午夜时分，你可以联系谁呢？一定要确保你有这个人的联系方式。你绝对不想等到千钧一发的时候，才发现自己并没有存储好朋友的新电话号码。

让别人知道你需要帮助

你要怎样和别人讨论你已经有了自杀的想法呢？让你的家人、朋友或者是健康顾问和你站在同一条船上，这样可以帮助你更容易地管理自杀想法。但是很难知道如何开始这样的对话，你需要深思熟虑以下这些问题。

1. 为什么你特别想要某个人知道你已经有了自杀的想法？

2. 你期待或者想要从他那里得到什么呢？

3. 如何才能最好地向这些人表达你的需求，但是又不至于使他们感到对你的生活承担的责任过多呢？

如果你因为想得到他的情感支持而想要和他讨论你的自杀想法，那么你需要先让他知道你正在接受治疗，你想要他成为你的朋友，而不是治疗师。这个有助于他专心支持你，而不是承担一些不可能或者不必要的责任。你要让他知道你只是需要他的倾听，你只需要他能理解你正在经历着什么。

如果你需要从他人那里获得一些帮助，仅仅是因为你并不确定最近能否管理好自己的这些自杀想法，那么情况就变得非常迫切了。你可以考虑一下这么说："我需要和你谈一谈，因为最近一段时间我开始和抑郁症做斗争，目前我甚至已经有一些自杀的想法了，我非常害怕，我并不确定我靠自己就能驾驭这些想法，因此我想要你和我的治疗师联系（或者带我去医院，抑或是任何其他你需要的帮助）。我正在竭尽全力驾驭自己的这些想法，但是我不太确定我能否靠自己做到这一点。"

即便你邀请别人参与进来了，当你遭遇自杀危机的时候，最终还是要你自己对保护自己负责。在寻求别人帮助和威胁别人之间有天壤之别，以自杀威胁或者逼迫别人去做一些你想让他们做的事情是不可理喻的。不仅仅是因为这种做法有失公平，会伤害到别人，而且它和治疗目标之一——对自己的生命负责恰恰是相反的。

有一些人害怕向他们的治疗师或者医生暴露自杀的想法，因为他们害怕那样会使得他们自己被强迫住院或者会引发某种危机。但是其实事情并不是那样的，和你的医生或者治疗师讨论自杀的想法引发的后果其实也就仅是一次沟通而已。你的治疗师会和你讨论你的想法具体是什么，它们有多么强烈或者严重，你可以怎样管理好它们。如果你的情况特别严重，你实施行动的风险特别大，你的治疗师就会和你讨论你们之间如何努力协作来确保你的安全，这可能意味着你会接受住院评估。但是事实上，只有在最严重的情况下，有一些人才可能会被强制住院接受治疗。

想要自杀者的朋友和家人该如何行动

这部分内容主要是给那些可能患有抑郁症或者是有自杀想法的人的朋友或者家人看的。直接讨论自杀可能会令人不安，而且在情感让人特别难以接受。不幸的是，自杀却是很多被诊断抑郁症患者实际面临的风险，那么熟悉和了解自己所处的恶劣环境、风险因素以及自杀警示信号就变得至关重要，这样你就可以明白（在需要的时候）如何使自己获得支持和帮助。

有关自杀最具毁灭性的迷思就是，如果你问一个人他是否有自杀的想法，那么他就更可能实施自杀。实际上，真正的情况恰恰相反。你要温柔而自在地直接询问他们是否正在和自杀的想法做斗争的话，你知道其实你是非常关心那个人的，而且你是因为极其关心对方，才会热情地询问他。这样做并不会使他产生一些本身并没有的想法，而且有可能他会感到一种释然，因为至少有一个人把他看得那么重要，以至于提出了一些比较尖锐的问题。如果你有担忧，就要问出来。你不会使事情变得更糟糕，你可以帮助你关心的人，甚至挽救他的生命。

有关自杀的风险因素和警示

当你和一个有自杀想法的抑郁症患者谈话的时候，首先要知道一些与自杀相关的风险因素和警示信号，这是非常重要的。从长远来看，风险因素会增加自杀的可能性，要把预警信号看作某人正面临自杀风险的线索。

有哪些因素长期来说可能会导致自杀的风险呢？以下这些风险因素并不会导致自杀，但是却会增加自杀的可能性：

- 被诊断为抑郁症或者其他精神疾病；
- 接近一些可能实施自杀的致命要素，特别是火；
- 之前有过自杀尝试或者行动（有很多自杀死亡的人先前至少有过一次尝试）；
- 人际关系疏离；
- 看到他人的自杀行为；
- 曾经有过入狱史，即便是非常短暂的。

尽管任何人都有可能实施自杀，但抑郁症患者是自杀风险因素最高的群体。

有哪些因素是最紧迫的自杀警示信号呢？以下罗列出

的是一些比较普遍的警示信号。如果你发现了其中任何一个信号，就应该立即询问那个人是否有自杀的想法。

- 谈论死亡、濒死或者自杀，即便没有直接谈论。
- 写自杀便条，转让某些东西或者是毫无明显理由地变更个人遗嘱。
- 患者抑郁之后突然戏剧性地变得精神十足（这个可能听起来有点矛盾，但是绝大部分抑郁症的改善都是循序渐进的。情绪上突然的、戏剧性的变化可能意味着此人已经做了自杀的决定，这个决定让他感到如释重负）。
- 滥用酒精或者毒品，这会导致一些冲动行为。
- 个人的日常行为或职责上突然出现了一些非常重大的改变（个人学习或者工作上突如其来的障碍，或者是个人外貌或者打扮风格的突然改变，都应该引起警觉）。
- 最近发生的一个重大的失去，比如朋友、家人、宠物的离世或者失恋、失业。

你能做什么

当你要帮助一个有自杀危机的朋友时，你需要清楚你的角色以及你的边界。你是陪着他，提供支持和鼓励的，而不是他的治疗师。你没有能力改变这种情况，但是你可以为那个面临自杀危机的人提供帮助，从而降低他的风险。以下是一些你力所能及的事情。

● 不要害怕直接询问他有关自杀的事情。这样的询问并不会给他带来自杀的想法。如果你不确定到底要怎么说，那么就请你直截了当地说，比如"亲爱的，对于你所说的一切事情，我真的非常担心。这也让我非常好奇是否有一些事情会变得非常糟糕，以至于你开始想要结束自己的生命。你会这样做吗？"

● 询问他自杀想法的强烈程度以及有多迫切。这样的想法越强烈越迫切，情况就越严重，你就应该更早和警察联系或者是及时送他去医院。如果情况不是那么迫切，或者说患者告诉你他并没有采取任何主动自杀的行为，事实上他展现出来的是正在积极努力地管理这些想法，那么你就有充足的时间做出选择，这可能会包括让他向他的治疗师、精神科医生或者私人医生寻找帮助。

- 只是陪伴着他，坦诚交流，充满关怀，不去评判，这本身就是非常有帮助的，可以降低这个人的自杀风险。倾听他到底在说什么，即便你和他对事情有不一样的看法和观点，也不需要处处纠正他或告诉他你认为什么是正确的。为了他的健康和安全，你只需要保持真实，向他表达你的关注与爱心就好。

- 要有切合实际的期望并保持乐观。这并不意味着要去做一些空洞的承诺，告诉他所有的事情都会好转。但是它的确意味着要去提醒有自杀倾向的人，他之所以会有这样的感觉，是因为他患了抑郁症，而他的抑郁症是可以治疗的。在他治疗以及努力想要变好的过程中，为他提供支持。

- 试着去降低有自杀危机的人的焦虑感。当人非常焦虑而且烦躁不安的时候，自杀的风险就更高一些，因为他们更有可能去做一些冲动的事情，去释放此时此刻的痛苦。你可以主动邀请这个有自杀危机的人去散步，去一个安静的或者是舒适的地方，和他聊天，或者你可以陪他离开这个充满压力的环境。或者你也可以询问这个有自杀危机的人是否愿意和你一起做一些事情，以便分散注意力，暂时免去一些痛苦。当然，这不包括使用酒精或者毒品，但是这种短期的注意力转移也能有效地暂时减少他的焦虑感和压力。

● 不要试图去解决这个问题。做一个温暖而热情、富有同理心的倾听者是最有帮助的。喋喋不休地问一个面临自杀危机的人一些令人生厌的问题，比如"你是否已经尝试过了？"这只可能使他更加沮丧。相反，要帮助他制订一些能降低他目前的焦虑的短期计划，使其积极地投入生活当中，持续进行治疗。

● 一定要持续跟进。陪伴有自杀想法的人是一个持续不断的过程，应该随着时间的推移不断检测，以确保他得到了连贯一致的帮助以及需要的治疗，同时要避免"像一只老鹰一样盯着他"。如果你很担心他，感觉需要对他进行持续密切的监控，那么有可能是你过度担心了，也有可能他的确需要更多的关注。检查一下你对抑郁症患者的担心，看一看他是否需要和健康顾问讨论一下对他的照护水平。

● 确保照顾好自己。陪伴有自杀想法的人是非常困难的，而且在情感上非常耗费精力。确保你有自己的情绪出口和支持资源，这样你自己的需要可以被很好地满足。如果你持续和一个有自杀想法的人密切接触，或者你感觉到你正被要求在他的生活当中扮演过多积极的角色，那么就和这个人一起来讨论，重新评估一下在他的安全计划当中，你到底处于什么位置。他可能不自觉地对你产生了过多的期待。

你不能做什么

作为那个有自杀想法的人的支持者或者朋友，你的角色定位就意味着有一些事情是你不应该做的，因为那会使得事情变得更加糟糕。我将会罗列出一些普遍的错误，帮助你认清哪些事情是没有帮助的。

● 千万不要忽略或者是低估那个人对自杀的一些讨论。你要一直对这样的危险保持警惕，绝大部分实施自杀的人通常都在事发之前和别人交流或者沟通过他们的意愿，不要把他的悲伤当作"仅仅是说说"而已。

● 同样地，千万不要把有关自杀的讨论当作"仅仅是想获得关注"。自杀危机需要关注，而忽视那些警示信号的后果可能是致命的。

● 与此同时，也不要反应过度。如果有人告诉你，他有一些模模糊糊想死的想法，但并不打算真地采取行动，立即给警察打电话可能会适得其反。考虑采取一些其他措施，比如说向这个人的治疗师寻求帮助。

● 不要和这个人打赌他自杀的事情，这永远都是没有用的。

● 不要对这个有自杀想法的人进行长篇大论的说教或者是羞辱他。现在是需要倾听他，而不是评判或者是向他宣告生命意义的时候。你的作用和角色是支持并帮助他去和一些非常美好的有用的资源产生联结。你不要充当他的治疗师或者是强行把他拉出那个泥潭。

● 不要向他发誓你会保密。如果有一个人正在积极主动地实施自杀，你可能需要寻求其他人的帮助。你承担不了对这个人的情况守口如瓶的后果，你不想把自己置身于保守了秘密却失去了这个朋友的处境当中。那么，如果你已经向这个人发誓你会守住他的秘密，因此让自己陷入了两难的处境，你该怎么办呢？这种情况真的特别危险。和那个人沟通一下，然后跟他说："我真的非常抱歉，我知道我曾经向你发誓我会对我们之间的对话守口如瓶，但是我并不知道你会告诉我你正在考虑自杀的事情。现在我真的十分担心你，我需要得到其他人的帮助，因为我不确定如何能够保障你的安全。"这样一来，你们的友谊可能暂时会陷入僵局，但是这样做至少会让你的朋友未来继续活下去，那样你就可以消除友谊危机了。

● 在一些非常不幸又罕见的情况下，有一些人会威胁你他会立即实施自杀，除非你为他做或者不做一些事情。这是一个非常危险的处境，你别指望凭一己之力就能单打独斗。永远不要让你自己陷入这种被勒索或者被掌控的处境中。为了不让自己陷入更深的漩涡当中，你可以跟

他说下面这样的话："我非常抱歉，但是当我
感到正在被威胁的时候，我不知道如何才能提
供支持。有关接下来应该做什么，我需要咨询
一下其他人。"接下来，你应该让一些更有经
验、更权威的人介入进来，要么给这个人的治
疗师、医生或者精神科医生打电话，要么直接
给警察打电话。

小结

　　自杀想法是抑郁症症状里面最严重的症状。世界在
抑郁症患者看来是如此绝望和令人悲伤，以至于死亡可
能被他们看作唯一脱离苦海的方式。但是，重点是绝大
部分自杀的人其实并不想死，他们只是想解脱。这就意
味着治疗能够产生作用，有希望将他们治愈。有很多自
杀受害者正在和抑郁症或者其他精神疾病做斗争，因为
这些疾病本身是可以被治疗的，所以自杀就极有可能被
预防或者被干预。如果你正在帮助一个有自杀危机的朋
友或者心爱的人，那你可以用很多其他方式来帮助他，
同时又不会觉得要对他的生活过度负责。重要的是有保
持沟通渠道的畅通，诚实地谈论他需要什么，你能提供

什么帮助，以及你如何提供这类帮助等。如果你自己正处于自杀危机当中，就要去接受治疗，让你生命当中那些值得信任且能够提供帮助的人知道他们如何才能帮助你，这是非常重要的。在第 7 章中，我将会额外提供一些方法，帮助你识别出你的切实需要，并指导你如何和别人沟通你希望别人如何帮助你的问题。

DEPRESSION

DEPRESSION

A GUIDE
FOR THE
NEWLY
DIAGNOSED

07

获得你需要的支持

当你正处在抑郁症康复期的时候，很重要的一点是，要诚实而坦然地承认你自己需要一些额外的支持和帮助。在这一章中，我将指导你识别出你需要什么以及如何能够有效地满足这些需要。如同处理生活当中的任何困难一样，这要求你同时做两件不同的事情：一是接纳你目前的困境，二是运用你所拥有的资源和能力，竭尽所能做到最好。在第 5 章中，我提到过你要接纳自己的现状，暂时改变你内心对自我的期待。在这一章中，我将会讨论外在的工作——采取行动去获得你需要的社会支持。

寻求别人支持的重要性

为什么我建议你在必要的时候一定去寻求帮助呢？这是因为满足你的基本需要是拥有一个健康的情感生活的核

心，而且我们需要别人来帮助自己满足这样的需要。我们对独立自主性有强烈的渴望，但我们并不是一座孤岛，我们每一个人都深深地依赖于我们周围的人群来满足自己的基本需要。当我们还是一个婴儿的时候，我们是如此无助，以至于不得不被喂养、被保护、被爱。我们对于联结和爱的需要，就像我们对食物、水和庇护所的基本需要一样重要。但是当我们不能依赖这个世界来满足这些需要的时候，我们的情感生活就会变得枯竭、平淡和空虚。长大并不意味着我们不再有这样的需求了，无论我们认为我们是多么独立的人，我们都深深地扎根于一个错综复杂的社会关系网络中。在第 5 章中，我已经提到了如何靠自己来应对部分问题，而在这里，我将告诉你你需要以及如何从别人那里得到支持。

你需要从别人那里得到什么

追求亲密关系和爱是人类的普遍需求，然而我们满足这些需求的方式却是千差万别的。很明显，一个内向而优秀的科学家不会使用一个外向而随和的人所采用的方法来满足他对亲密关系的需求。我们每个人都有不同的风格，首先你需要做的是给自己一个机会，来考虑一下你有哪些特殊的需要，然后该如何来满足这些需要。如果你不知道从哪里开始，那么你可以问问自己以下问题，以帮助自己识别可能需要的一些事情或者东西。

身体亲近和接触

● 你想要花更多的时间和一个特别的朋友或者家人抑或是所爱的人在一起吗？或者相反，当你处在恢复期的时候，是否有任何群体或责任是你短期之内需要脱离或者摆脱的吗？

● 你是不是一些团体或者组织的成员，比如说宗教团体、运动团体或者社会俱乐部？当你处在恢复期的时候，你需要如何安排与其他人一起参加活动呢？

● 你对于爱情和性的需要是怎样的？在你抑郁的时候，如果你的性欲低下，那么是否有其他的方式可以使你与你的配偶保持联结呢？你是否需要短暂改变你的浪漫关系形式或性生活模式？

● 如果你有隔离自己的危险，你是否想要某个人给你打电话或者过来看看你抑或是约你一起出去？什么时候比较方便，多久出去一次呢？

对话和交流

● 请你务必记住，是否要告诉一些人你患了抑郁症是你自己的事情。你想要告诉谁，而又不想让谁知道？你要保护自己的隐私，同时你又需要让一些人知道在短期内你并不能百分百投入生活。让两者达成平衡是一门艺术。要记住，人们没有读懂你大脑的超能力，他们通常并不会改变对你的期待，除非你找到一个合适的方式告诉他们你需要什么。

● 你不能想当然地假设别人会魔术般地知道你的生活过得怎么样。你是想要你的朋友们隔三岔五地过来看一看你生活得怎样，了解你的感受，还是那样只会让你更烦躁？

对家庭和工作的期待

● 你的抑郁症对你的工作状态有何影响？承担某项责任或抱有某些期盼让你感到特别困难吗？把你的具体问题列一个清单出来。

● 如果公司允许你休病假或者度假休息一段时间，那么现在适合利用这些假期来远离工作，

以便让你康复吗？你是否需要请假去见你的
治疗师或医生？你的工作是否能够提供有利
于你恢复的弹性工作时间或者其他一些改善
措施？

● 如果你在家工作或者是没有办法推卸家庭责
任，那么现在适合讨论或者是商量一下调整你
短期内被期待做的一些事情吗？比如说做饭、
清洁、休闲娱乐、照顾孩子或其他家庭责任。
考虑一下你还能做什么，这样你可以保持积极
地投入，使家庭利益最大化。

● 如果你是一名学生，你是否需要向学校提出一
些延期的申请或者减轻学业负担？请病假以
便你可以专注于康复的做法好吗？

对症状的一些反应

● 你是否需要在与往常不同的时间段内上床休
息一下？

● 是否有一些特别的食物，让你完全提不起兴
趣？你是否需要一段时间来改变自己的饮
食？你是否需要别人帮你去购买一些生活必
需品？

● 如果你在集中注意力或者是记忆方面有问题，
那你是否需要定一个闹钟来提醒你某些活动
或责任？

● 如果你感到压力大或犹豫不决，你是否需要一
些额外的支持来制订计划呢？

● 你是否需要找一位治疗师或者是精神科医生？
你和他们见面的时候是否需要帮忙寻找交通
工具？

寻求那些你需要的帮助

你考虑了康复期你可能需要什么样的帮助之后，是时
候来考虑一下如何才能向别人寻求这些帮助了。当你想要
从别人那里得到帮助的时候，他们当然可能会很好奇为什
么你需要这样的帮助。当然，这取决于你向他们寻求什么
帮助。有些人甚至可能会表达出他们的担心，那么如果有
必要的话，你需要进一步考虑你将如何向他们解释你的抑
郁症情况。

当你要向别人坦白你患了抑郁症的时候，请记住人们
并不能阅读你的思维。关于你为什么向他们提出了这个特
别的要求，不妨跟他们大概解释一下，以便让他们理解你

到底是怎么了，这样他们更可能会帮助你。这对你的隐私以及对你们之间关系的影响，二者孰轻孰重，你一定要掂量一下。

比如说，你最先可能需要做的选择之一就是，决定是否要告诉任何一个家庭成员你正在和抑郁症做斗争。如果你和家人住在一起，他们就是能够为你提供支持和帮助的最佳人选。如果他们和你走得比较近，关系相当紧密，他们可能已经察觉出你有点反常，从而使你更容易（也更重要一些）和他们讨论你的情况。

对于那些和你并不十分亲近的人，你可能会发现你更看重保护个人隐私。在某种情况下，可能让一些人知道你患了抑郁症，并不是什么好主意。面对那些爱说三道四或会对有情绪困扰的人做出一些负面的或指责性评论的人，对于公开哪些事情，你尤其要三思而后行。相比向别人坦诚相告你需要什么，还有一件事情同样重要，那就是你无须将自己的情况暴露给那些把抑郁症当作你的缺点或者是道德缺失并让你感到更羞耻的人。发挥你最好的判断力吧。

如果你自己不喜欢"抑郁症"这个词，那就不要用这个词。让我们考虑换个方式来表达同样的意思，比如说假设你非常疲惫，而且还需要比平时更早一些上床休息。也可以假设你的家人或者是室友习惯于让你陪他们一直待到很晚或者是一起看电视，那么你应该如何向他们解释你的这些行为的变化呢？

你完全可以避免提到任何核心的内容，而只需简单地说"好了，我现在要去睡觉了"。这样当然会最大化地保护你的隐私，但是可能会使你的家人或室友大惑不解甚至担心。鉴于你并没有告诉他们任何有关你行为的原因，对于为什么你要这么早上床，他们可能会做出一些不正确的猜测。从长远来看，对那些和你非常亲近的人来说，这种方式并没有太多作用。然而对于那些关系不太亲密、无关紧要的人来说，这样的方式有时候可能非常奏效。因为这只是聚焦于你的需要，而不会触及任何细节。

一个较为坦诚的方式包括说："最近我一直比较疲惫，需要更多的休息和睡眠，很抱歉今天晚上我不能熬夜陪你们一起看电视了。"这种说法提供的信息更多一些，也暗示你觉察出你的这个需求影响了其他人。这种自我暴露更多一点儿，自然也更可能让你从别人那里得到更多的关心。

一个更加坦诚的方式可能会是这样说："嗨，我想要让你们所有人都知道，最近我时常感到非常疲惫，所以在这段时间，我需要尽可能早地上床。这意味着我可能不会常和你们一起出去玩了。我并不是对你们有意见，而是这段时期我的确没有那么多精力，这样做我才能照顾好自己。等我感觉好点了，我非常愿意像往常一样可以和你们一起出去玩。"这样说更能让大家了解你目前的挣扎现状，也能为以后进行有关你个人需要的沟通对话打下良好的基础。

最后，在自我暴露频谱的另一端，你可能想要表明你的疲惫是由更大的问题引起的，比如你可能会说："我想让你知道，在过去几周之内我一直在和抑郁症做斗争。现在我正在接受需要的治疗，这其中包括需要得到更多的休息和睡眠，这意味着我要比往常更早上床。我正在努力地应对这些症状。现在，我只是想让你明白为什么我不能更长时间地和你在一起了。"这样的说法提供的信息最多，为进一步沟通你需要什么以及别人如何帮助你打开了更大的一扇门。你越坦诚，别人越有可能坦诚而温柔地回应你。

记住，在这个问题上并没有一个正确的方法或标准答案。你所采用的方法应该立足于你需要什么，你如何询问或寻求帮助，将会影响你与之交谈的人。

特殊情况：和你的雇主交流

如果你在某家公司上班，那么你要明白平衡工作的需要和抑郁症带来的局限性会非常有挑战性。

记住，抑郁症并不仅仅是一个会影响你的情绪的障碍，也会对你的认知产生真实的影响。对你来讲，清晰地思考、专注于某事，以及记住一些细节可能会变得非常困难，这会让你的工作状态每况愈下。

要不要向你的雇主暴露你患有抑郁症这个事实？这个问题也是非常复杂的，因为你可能并不清楚雇主会不会为你提供支持。和抑郁症做斗争本身并没有什么羞耻的，但是现实情况是有一些人依然对此怀有芥蒂。如果你不太肯定雇主的态度，那么你需要更加小心谨慎，不要立即使用"抑郁症"这个词。如果稍后需要的话，你可以寻找机会提供更多的细节；除非你确信他可以支持或帮助你，否则对于工作中需要的调整，一定要提出有限而具体的要求。如果被追问，你也可以说你生病了，而不用说出更多的细节。

你的雇主可能无权询问你是否患了抑郁症，但是他可以问你是否还能够完成工作的职责要求。如果你的抑郁症妨碍了你在工作中的表现，你应该考虑和人事部门申请合理的岗位调整。遵照《美国残疾人法案》(*Americans with Disabilities Act, ADA*)，法庭通常也认同抑郁症是一个障碍，这是申请合理调岗的有效依据。

如果你担心你的雇主会歧视你，仅仅是因为你患了抑郁症，那你就应该去向一些对劳工法非常熟悉的专业人士咨询一下。需要再次强调的是，工作单位的人力资源部门可以在这个方面帮助你。

小结

当你接受了抑郁症已经深深地影响了你这一现实后，能否获得足够的社会支持取决于你自己。有了别人的帮助，你会受益匪浅。重要的是，你要认真思考你的症状如何损害了你的生活、工作、自我期待以及满足日常需求的能力。一旦你了解了抑郁症是如何影响你的，就要再想一想你需要什么帮助，以及你生命当中重要的人能够给你提供什么样的帮助。关于如何平衡隐私保护和坦诚地与人沟通的需求，我提供了一些具体的例子，你在向别人寻求帮助的时候可以使用。有一个情况比较特殊，那就是和你的雇主讨论工作调整。

在下一章中，我将会聚焦于另外一个典型的症状管理——如何管理通常与抑郁症并发的其他疾病。

DEPRESSION

DEPRESSION

08

共病问题：抑郁症的同伴

到目前为止，你已经对如何管理抑郁症的症状有了一些认识和理解，然而还有更多值得学习的内容。抑郁症通常不会单独存在，对那些患有抑郁症的人来说，还有一种精神疾病也是非常普遍的。当一个人同时被诊断为多种精神疾病的时候，我们就会称这样的情况为"共病问题"。在这一章中，我将会专注于帮助你识别一些最为常见的共病情况，并且提供一些合适的治疗策略。

物质滥用

抑郁症和物质滥用经常相生相伴。显然，为了应对抑郁症带来的那种绝望感和内疚感，人们很容易就会滥用酒精或者其他毒品去寻求安慰，这会导致一个非常严重的恶性循环。更有甚者，滥用某种物质会使人们在类似抑郁症的疾病面前更加脆弱和易感。先不说因果关系，物质滥用和精神疾病的诊断如此高频率地同时出现，以至于出现了"双重诊断"的术语。

你怎么知道你是否滥用了某种物质呢？只要某种物质的使用导致你出现了法律、社交或者健康问题，你就应该提高警惕了。确定是否滥用并不仅仅是数一数你喝了多少次酒或者是测量你使用的物质剂量，因为不同的人有不同的耐受水平。相反，它关乎你能不能诚实地审视你的物质使用情况及其如何影响了你的生活。如果你发现自己需要靠喝酒或使用某种毒品来度过一天的生活，或者你开始出现了一些上瘾或戒断的症状，那么你可能已经从滥用变成了依赖。二者都是非常严重的，你应该和一位专业的医生或者是精神健康顾问讨论如何停止这种行为。物质滥用本身就会导致一些生活上的障碍和困难，当你正在和抑郁症做斗争的时候，你康复的能力就会大打折扣。

物质滥用和抑郁症的综合治疗方案

如何将治疗物质滥用问题的方法和治疗抑郁症的方法结合起来呢？如果你有极其严重的物质滥用问题，你可能会考虑住院治疗，最初将焦点集中在治疗你的酒精或毒品成瘾问题上。这个时候被称为戒瘾或者康复阶段，而且通常发生在医院或者是一些有专业资质的康复中心。如果你接受了这样的治疗方案，你应该提前积极地去询问在你的整个治疗方案实施过程当中，如何融入你的抑郁症治疗方法。

如果你的物质滥用情况并没有那么严重，你可能会同时寻求门诊类的物质滥用治疗方案和抗抑郁症的治疗方案。在一些案例当中，同一位医生或者精神健康顾问可能会同时提供两种治疗方案，但是更有可能的情况是分别预约两个不同的医生。比如说，你可能会一周治疗你的抑郁症一次，然后针对物质滥用情况同时参加个体或者是团体治疗。

有哪些治疗方案对物质滥用情况有用呢？有很多不同的治疗理念，如倡导完全脱瘾、倡导有节制地饮酒等。有一些方案使用定期小组见面的模式，而另外一些方法则没那么正式，更加个性化一些。无论采用什么方法，重要的是，你要让你最主要的健康顾问及时知道你的康复进展情况。你一定要和他讨论一下酒精还有其他物质与你正在服用的任何药物会不会产生不良反应。

焦虑症

我们都有感到害怕、担心或紧张的时候，但是如果这些情绪开始影响我们的生活，就有可能变成了焦虑症。尽管有很多不同类型的焦虑症，但是它们都有一个普遍的共性，就是患者在管理自己的压力、担心或者恐惧的时候往往瞻前顾后，思虑太多。这无形中又增加了恐惧感或使它变得更加严重。焦虑症是抑郁症患者身上最常见的共病情况之一。

比如说，你可能听过恐惧症，就是非理性地害怕某种东西，可能是动物、针、某种情景、人群密集区或者高处。普遍存在的现象是，面对恐惧有的人有强烈的逃避心理，但从来没有接受过专业的帮助。也就是说，他们会极力逃避所有害怕的事情。问题是，即便逃避可以帮你获得安全感或者是让你觉得自己是受保护的，但是却让你丧失了克服恐惧的重要机会。更糟糕的是，你会开始相信逃避恰恰保护了你。所以，当你感到焦虑的时候，你更有可能会再次选择逃避，结果就是短期的逃避加剧了长期的焦虑情况。逃避，无论是字面意义上的（离开房子）还是象征性的（痴迷于不断洗手来清洁污染或缓解不适），都是焦虑症的一个关键特征。

焦虑症是与抑郁症共存的最为普遍的一种疾病。研究表明，将近 85% 的抑郁症患者同时也表现出非常严重的焦虑症状。这是一个非常极端的高共病现象，对精神健康专家来说，通过全面评估从而设计出一个有效的治疗方案迫在眉睫。下面让我们来看一看，抑郁症和焦虑症是如何相互促进或加强的，以及有哪些综合的治疗方案可用。

抑郁症和焦虑症会相互加重病情

抑郁症和焦虑症是如何相互影响的呢？我在前面提到过，逃避这种应对方式只会使人持续不断地感到焦虑。当它和抑郁症结合起来的时候，其结果就是常态化的人际关系冷漠和疏离。疏离仅仅是另外一种形式的逃避，而且非常容易被强化。这就好比一些害怕小狗的人，会慢慢地相信逃避小狗会使他感到安全。还有一些社交孤立的人开始相信，独处是他们应对不适感的最佳方式。而在那些被诊断同时患有抑郁症和焦虑症的患者当中，有一些证据表明焦虑症的症状最先出现。那么在这种情况或案例中，类似于逃避这样的应对机制，可能在那个人患上抑郁症之前就已经形成了。

伴随着抑郁症和焦虑症出现的认知扭曲也是非常相似

的。例如，从抑郁症症状当中很容易得出一些不正确或不健康的结论。一个抑郁症患者可能开始一个人独处，然后把他的孤独错误地理解为别人并不想和他在一起。结果就是这个人更有可能感到自己毫无价值，进而继续隔离自己。

有哪些治疗方案可能有帮助呢？你可能会想起第 3 章中提到的认知疗法或者是认知行为疗法，它们是治疗抑郁症最普遍的方式。令人兴奋的是，研究表明认知行为疗法对于很多种焦虑症也是非常有效的，所以你可以获得一些技巧来质疑或者是挑战那些隐藏在问题背后的错误认知和观念。更重要的是，认知行为疗法是高度结构化的，通常患者会被布置一些家庭作业，防止逃避变成真正的问题。

还有一些初步的证据表明，人际关系疗法这个普遍使用的、有效的抑郁症治疗方法，可能对于治疗社交恐惧很有帮助。社交恐惧是焦虑症中特别常见的类型，以害怕很多普遍的社交情境为其主要特征。如果你的焦虑发作情境主要集中在一些社交场合，你可以考虑试一试将人际关系疗法作为治疗抑郁症的方法，同时使自己暴露在一些有意义的社交场合中。但是如果你的焦虑症与社交活动无关，那就和你的治疗师讨论一下，人际关系疗法或者认知行为疗法哪个对你更有益。

还有一些抗抑郁的药物，看起来对于治疗焦虑症也有显著的疗效。如果你要服用一些抗抑郁的药物，确保让开处方的医生知道你也在和焦虑症的某些症状做斗争，以及这些症状对药物的反应如何。

人格障碍

人格障碍并不意味着你是一个让人害怕的人。精神健康专家用这个术语来描述一个人与这个世界的互动方式过于死板所导致的一些问题。人格障碍患者对于他们生命当中的一些生活事件或者人只有有限的反应方式。他们一般在感受自己或者他人方面存在严重的问题。

了解人格障碍是非常重要的，因为它和抑郁症是息息相关的。谢伊及其同事在 1992 年所做的一项研究表明，在抑郁症患者当中，有 23%~87% 的人同时满足了至少一种类型的人格障碍诊断标准。而在那些入院治疗的抑郁症患者中有更高的人格障碍并发率。这是令人震惊的高重叠率，对于治疗有重要意义。

人格障碍有好几种类型。例如，有"自恋型人格障碍"的人可能总是站在自己的角度待人处事，极力追求给别人留下深刻的印象（凸显个人的伟大），而无视别人的重要性。而有"偏执型人格障碍"的人通常疑心很重，大部分时候都会觉得有人要攻击或者迫害自己。我们有时候也想给别人留下深刻印象，有时候也会疑心重重。但只有当这些感受如此强烈或严重，以至于它们主导了你绝大部分的人际关系和互动时，才有可能意味着你有人格障碍。

一种最为常见也是和抑郁症并发率相当高的人格障碍就是边缘型人格障碍。有这种人格障碍的人，通常很难对自己或者他人保持一个稳定的看法，他们会在爱与恨之间迅速转换，会极力避免被抛弃。当他们感到他们的关系受到威胁时，就会表现得特别绝望而冲动。被诊断患有边缘型人格障碍的人，通常情况下也会和那种想要刺伤自己甚至是自杀的想法做斗争。这种人格障碍导致的情绪的急剧变化，使得对于抑郁症的精确诊断变得比较困难。

毫无疑问的是，同时被诊断患有人格障碍的抑郁症患者可能会比那些只患有抑郁症的人面临更大的治疗挑战。对于这种现象，曾出现过很多种解释，从早期的人际依恋问题到世界观的极度扭曲，再到遵从治疗面临的更多阻力。总的来说，治疗人格障碍比治疗抑郁症本身要花更长的时间，而且也需要一个更密集的治疗方案。治疗本身是有效果的，但是你需要更长的时间来应对那些人格障碍导致的问题。治疗时间通常应该以年为单位，而不是以月为单位。

如果你的精神健康顾问暗示说你也患有人格障碍的话，你应该怎么办呢？这可能意味着你已经在自己的生活中出现了某种问题。你发现你在某些情况下缺乏灵活和变通。根据你得到的诊断结果，你可能会发现接受一些密集的心理治疗对你是有帮助的。这样可以帮助你了解和学习一些更灵活变通的看待自己和他人的策略和方式。我建议你向精神科医生或者心理专家（而非初级保健医生）咨询最佳的治疗方案，因为精神健康专家接受过更多人格障碍诊断和治疗的相关培训。

小结

尽管我们可以把抑郁症当作一种疾病来做出有意义的讨论，但是在现实生活当中，那些抑郁症患者同时会出现其他的健康或者精神疾病，这种现象也是非常普遍的。这就使得准确的诊断以及治疗方案变得尤为重要。首先要做一个全面的健康检查，然后继续全面综合地考虑其他可能的精神疾病。前面我们已经讨论了最常见的一些精神疾病，它们对于治疗方案有重要的影响。有一些问题，比如焦虑症，可以使用那些用来治疗抑郁症的心理治疗策略来应对。然而还有一些其他问题，比如人格障碍或者物质滥用，可能需要一些更加专业且密集的治疗方案来缓解其相关症状。治疗共病可能会拉长疗程，但是治疗依然是有效的，而且不断地去寻求治疗是非常重要的。正如加伯德和西蒙森对于共病情况的描述那样："治疗并不是无效的，只是时间更加漫长而已。"

DEPRESSION

DEPRESSION

09

抑郁发作后如何照顾自己

记住，抑郁发作意味着你这段时间的抑郁症症状较多且严重地影响着你的生活。在这一章当中，我将会集中讨论抑郁发作结束以后会发生什么。当然，那种感觉是很棒的，但是它依然是一个非常关键的时期，需要深入思考和密切关注。在这个阶段，要设定两个主要的目标：预防复发和重新适应没有抑郁症的生活。

复发和再次发作

不幸的是，绝大部分抑郁症患者在康复后将会在他们生命当中的另外一个时间段内再次抑郁发作。如果距离上一次抑郁发作的时间在六个月之内，再次抑郁发作就被称为复发（好转后倒退）。这基本上意味着抑郁发作并没有完全结束。如果距离上一次抑郁发作超过了六个月，再次抑郁发作就被称为再次发作。这通常意味着先前的抑郁发作完全结束了，你面临着一次新的独立的发作。在实际生活当中，复发和再次发作的界限并不是非黑即白那么清晰，六个月关键期也没有那么神奇，所以你不用过于担心二者之间的区别。只要记住，抑郁症很可能会卷土重来，你要有所准备，确保它不会发生。尽管抑郁症复发和再次发作会令人特别沮丧，但好消息是也有一些重要的事情是你可以做的，以便帮助你免于未来的发作。

后续治疗和维持治疗

我将从后续治疗的概念开始说起。后续治疗仅仅意味着在抑郁发作结束之后至少几个月之内你要继续治疗抑郁（药物治疗、心理治疗，或者两者结合）。即使你不再抑郁了，你也不应该立即停止治疗；相反，你应该和你的健康顾问讨论一下你应该采取哪些措施防止复发。你的健康顾问可能会建议你继续服用药物或者是持续接受治疗。你可能会想是否有必要，但是有证据表明，继续治疗可以帮助降低复发和再次发作的可能性。抑郁症发作结束以后的六到九个月是关键时期。出于安全考虑，我通常会提醒抑郁症患者，抑郁发作之后的第一年有着很高的复发和再次发作率。

维持心理治疗

在成功保持一段时间的后续治疗后，依然接受持续的治疗是非常有价值的。这样做并不是为了缓解症状，而是为了防止抑郁再次发作。有几种心理治疗看起来对防止复发很有效，比如人际关系疗法和认知行为疗法都在延迟复发方面有稳定且适度的效果。对那些已经有过三次或者更多次抑郁发作的人来说，有一个最新的以正念为基础的认知疗法可以有效降低复发率。无论是哪种疗法，维持心理治疗的目标是帮助你继续应对那些可能会触发另一次抑郁发作的生活压力。

继续服用药物

如果你正在服用一些抗抑郁的药物，你的医生或者精神科大夫将很有可能会建议你继续服药一段时间，即使在你不再抑郁了以后。一旦你感觉自己似乎不再需要这些药物了，很自然地就想停止用药，但是通常你应该和你的处方医生讨论一下你应该继续服药多长时间。

你不应该自行停止用药。在停药之前，寻求一些药物方面的咨询是至关重要的。突然停止服用某些抗抑郁药物可能会导致严重的戒断反应，所以在你停止药物之前请务必征求医生的意见。

你将会无限期地保持用药状态吗？应该不会。格迪斯和他的同事发现，在抑郁发作结束之后继续用药可以显著降低再次发作率，这个发现也证实了在第一次抑郁发作结束之后至少一年的时间里保持用药是有必要的。然而对于那些有较高复发率的人群来说，他们建议继续维持一年或者更长时间的用药。不过，还有一些人群，由于他们的复发率是如此高以至于可能会被建议终身用药。那些有超过三次抑郁发作或者是在超过两年的时间里有多次抑郁发作的人，可能需要咨询他们的医生终生用药是否明智。终生用药的情况可能是一个令人沮丧的选择，但是请记住，每一次抑郁发作都可能比前一次抑郁发作持续时间更长、更严重，也更难治疗。

要记住的是，如果你只是通过服药来治疗你的抑郁症，一旦治疗结束后，你可能会有一些遗留的症状。从概念意义上讲，这是正常的，因为虽然抗抑郁药物有显著的疗效，但是无法帮助你建立应对技巧，提高恢复力，促进个人成长。这些药物只能帮助你预先阻止抑郁进一步发作。而且一旦你停止用药，它就不能提供任何进一步的保护了。当你不再继续服用抗抑郁药物时，最基本的是要密切关注自己的动态。当你可能需要考虑再一次接受治疗的时候，要确保及时和你的处方医生联系。

知道何时需要再次寻求帮助

一旦你已经完成了后续治疗以及任何维持治疗，下一步该怎么办呢？尽管到达这个阶段是非常美好的，但是你应该想一想在哪些情境下你可能需要考虑再一次接受治疗。如果你开始再一次出现抑郁症状，不要等到你满足了所有的抑郁发作的诊断标准之后再行动。一旦到那个时候，可能已经较难治疗了，你将会错过阻止一次完全的抑郁发作的机会。相反，要降低你寻求帮助的临界点（尽早就医）。

想一想第一次你是如何得知你患了抑郁症的，你感觉到悲伤空虚或者焦虑吗？你的睡眠和食欲有什么变化吗？对于这些相同的变化要稍加注意，你不需要过度警惕。每一个人都有可能在某个时候经历混乱的一天或者无眠的夜晚，但是的确要注意症状的数量、严重程度以及持续的时间，它们都会对你的生活产生影响。如果你开始出现一些症状，持续时间比你认为它们应该持续的时间要长，而且这些症状开始影响或干扰了你的生活，那就勇敢地迈出一步。去和你的精神健康专家再次预约谈一谈，看看是否需要重新接受治疗。同时用我们在第 5 章当中讨论的有关你的精力水平、睡眠、心情以及活动量的表格进行记录，这样你就可以在某些症状变得过于严重之前尽早发现它们了。

保持社交支持

除了管理症状以外，你也可以通过定期投入社交关系来保护自己，避免将来抑郁发作。让人满意且有意义的人际关系对你是非常有价值的，可以保护你免于隔离，防止抑郁症再次发作。这并不意味着，如果那不是你的风格，你却一定要变成一个"多愁善感的人"。即使你是一个内向的人，并不喜欢向别人敞开心扉，但是和身边的人待在一起也是很有意义的。有意思的是，即使仅仅是参与到一个体育运动当中，也可以帮助一些人免于抑郁症。成为某个团体的成员，感到自身的贡献受到重视，或参与到一个更大的团体或者活动当中，这些都是让你自己的生活变得更有意义的方法。任何能有效阻止社交退缩的事情，都可能会帮助你免于抑郁症再次发作。

那么线上的支持小组怎么样呢？和其他正在从抑郁
症中恢复的人们建立联结，也是一种非常好的方式。大
家彼此分享自己的故事和信息，相互支持，也能够提醒
你，你并不孤单。尽管和一些线上的陌生人联系也很有帮
助，但是使用电脑这个行为本身就是一个单独的活动，所
以你需要小心警惕有意无意的隔离。不要在线上花过多的
时间，这也非常重要。牺牲真实世界的关系，蜷缩在一个
虚拟的网络世界当中，可能并不能满足你对于真实联结的
需求。

日常的自我关怀

当你处在抑郁症恢复期的时候，对你来说最重要的就
是保持生活的节律，这并不意味着要有一个无聊乏味、一
成不变的生活方式。它意味着通过规律的作息时间、健康
一致的饮食，以及理想状况下的健身运动来照顾自己是有
意义的。

睡眠

规律且高质量的睡眠本身是非常重要的，对于处在抑
郁症恢复期的你来说尤为重要。每晚睡眠时间超过八个小

时，可能与显著降低青少年抑郁症发病率有直接的关系。那些每天晚上睡眠时间低于五个小时的青少年，更有可能患上抑郁症。尽管有关睡眠对于抑郁症再次发作的真实影响并没有相关的深入研究，但是我们的确知道睡眠质量很差或者失眠和抑郁症是息息相关的。复习第 5 章中有关应对睡眠问题的建议，那些建议会帮助你保持一个规律的健康作息习惯。

营养

食用健康的食物本身非常重要，在第 5 章中，我们提到过含有丰富的水果、蔬菜、豆制品而少肉和少乳制品的饮食看起来会对抑郁症患者康复比较好。康复期是一个非常重要的时期，要形成一个健康的饮食习惯，尤其是那些可能保护你免于抑郁发作的一些饮食习惯。

运动

研究发现，适量的运动可以帮助我们减轻抑郁症的症状，甚至可以降低复发率。在 2000 年，研究者发现那些在一周进行三次、每次至少 30 分钟有氧运动的人，相比那些接受稳定服药的抑郁症患者复发率更低。而且这些益处会在抑郁发作结束以后的数月里一直保持下去。如果有任

何复杂的因素，在开始任何运动计划之前，要记得先和你
的医生讨论一下。

小结

　　一旦你有过一次抑郁发作，有可能之后还会出现另外一次抑郁发作。这样在抑郁发作结束以后，继续用药或者接受治疗可以帮助你降低复发的可能性。而且对于不间断地维持稳定的治疗，你也有很多不同的选择来保护自己免于再次发作。还有很多种健康的生活方式可以选择，可以为你提供长期的保护。要密切关注你自己的症状，特别是在抑郁发作之后的第一年里，但是你并不需要过度警惕。对于恢复治疗保有一个较低的临界点。你的恢复期可能也是一个最佳的时间，你可以开始了解自己到底经历了什么，而且要思考你能够做什么来阻止将来的复发。下面我会继续罗列出一些让你进一步了解抑郁症的更多资源。

DEPRESSION

当我们提到抑郁症时，了解有关这个疾病的良好教育资源和信息是至关重要的。除了每一章当中的参考书目和文章以外，我还想再提供一些额外的辅助资源，帮助你更进一步认识和治疗抑郁症。

多阅读一些抑郁症相关的书籍也很有帮助，可以提醒你，你并不孤单。我推荐威廉·斯泰伦（William Styron）的著作《可见的黑暗》（*Darkness Visible*），这本书展现了作者与严重抑郁症的斗争过程，是一部触动人心的经典作品。内尔·凯西（Nell Casey）汇编了一本书，书名为《邪恶鬼》（*Unholy Ghost*），书中收集了22名抑郁症患者以及家人的自述故事，每个故事都简短生动。其中有两个章节是从亲人的角度侧面记录了一个家庭成员面对抑郁症的故事，为人们了解抑郁症如何影响家庭和社交关系提供了一个感人至深的报告。安德鲁·所罗门（Andrew Solomon）的《正午的恶魔》（*The Noonday Demon*）一书则从个人和社会层面对抑郁症进行了富有洞见的深刻探索。

拉斯·费德曼和小安德森·汤姆森合著的《面对双相障碍》一书，是专门为年轻人打造的关于双相情感障碍诊断的优秀自助书籍。这本书非常实用，并包含了很好的应对这种疾病的建议。

与双相情感障碍有关的最好的个人陈述之一是精神病专家凯·雷德菲尔德·杰米森（Kay Redfield Jamison）编纂的《我与躁郁症共处的30年》（*An Unquiet Mind*）一书，她不是从一个超然的、临床的角度谈论疾病，而是大胆地谈论了自己与双相障碍做斗争时的生活。

我希望这些资源能加深你对抑郁症的理解，并明白如何保护自己不受未来抑郁发作的影响。抑郁症的康复需要付出大量的时间、耐心和决心，我希望你能为自己所做的努力感到自豪。最理想的情况下，你已经更好地了解了自己，更好地知道了当你与抑郁症做斗争时能够如何照顾自己。更重要的是，我希望在你康复的时候，能够对自己抱持着更深的慈悲和怜悯，并可以将这种情感扩展到生活中的其他人身上，他们可能正在进行着自己的斗争。

图书在版编目（CIP）数据

战胜抑郁症：写给抑郁症人士及其家人的自救指南 /（美）李·科尔曼
(Lee H.Coleman) 著；董小冬译 .—北京：中国人民大学出版社，2019.6

书名原文：Depression: A Guide for the Newly Diagnosed

ISBN 978-7-300-26902-3

Ⅰ . ①战…　Ⅱ . ①李…　②董…　Ⅲ . ①抑郁症－治疗－指南　Ⅳ .
①R749.405-62

中国版本图书馆 CIP 数据核字（2019）第070133号

战胜抑郁症：写给抑郁症人士及其家人的自救指南

［美］李·科尔曼　著

董小冬　译

Zhansheng Yiyuzheng: Xiegei Yiyuzheng Renshi Jiqi Jiaren De Zijiu Zhinan

出版发行	中国人民大学出版社			
社　　址	北京中关村大街31号		**邮政编码**	100080
电　　话	010-62511242（总编室）		010-62511770（质管部）	
	010-82501766（邮购部）		010-62514148（门市部）	
	010-62515195（发行公司）		010-62515275（盗版举报）	
网　　址	http:// www. crup. com. cn			
经　　销	新华书店			
印　　刷	天津中印联印务有限公司			
规　　格	148 mm×210 mm　32开本		**版　　次**	2019 年 6 月第 1 版
印　　张	6.25　插页 1		**印　　次**	2024 年 5 月第 19 次印刷
字　　数	96 000		**定　　价**	55.00 元

版权所有　　侵权必究　　印装差错　　负责调换

北京阅想时代文化发展有限责任公司为中国人民大学出版社有限公司下属的商业新知事业部，致力于经管类优秀出版物（外版书为主）的策划及出版，主要涉及经济管理、金融、投资理财、心理学、成功励志、生活等出版领域，下设"阅想·商业""阅想·财富""阅想·新知""阅想·心理""阅想·生活"以及"阅想·人文"等多条产品线。致力于为国内商业人士提供涵盖先进、前沿的管理理念和思想的专业类图书和趋势类图书，同时也为满足商业人士的内心诉求，打造一系列提倡心理和生活健康的心理学图书和生活管理类图书。

《情感失明：开启自闭症人格开关的脑科学实验》

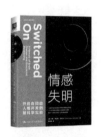

- 一场探寻自闭症患者大脑可塑性问题的科学实验。
- 一个关于情感本质感人至深的非凡故事。
- 揭开了大脑科学改变人类未来的帷幕。

《干掉失眠：让你睡个好觉的心理疗法》

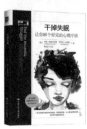

- 一本写给被失眠折磨到崩溃、熬夜到发指、天天都觉得好困的你的科学睡眠管理书。
- 基于心理学行为认知疗法，通过将科学系统的睡眠管理方法与个性化治疗相结合，有效地帮助有各种失眠症状的人。

《专注力：如何高效做事》

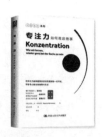

- 在专注力越来越缺失的世界里，学会专心致志地做事与生活。
- 作者分享了众所周知的生活实例，展示了导致人类分心与浮躁的事物究竟藏在哪里以及它们会产生怎样的影响，又应该如何控制，从而帮助读者轻松地掌控自我的生活。

《无人返回之路：参悟生死》

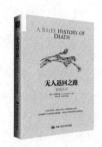

- 从历史的角度，审视死亡观在人类发展进程中的演变。
- 与其执着于对人类终极命运的反思，不如在生命开始与结束之间构建意义。

《好奇心：保持对未知世界永不停息的热情》

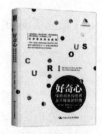

- 《纽约时报》《华尔街日报》《赫芬顿邮报》《科学美国人》等众多媒体联合推荐。
- 一部关于成就人类强大适应力的好奇心简史。
- 理清人类第四驱动力——好奇心的发展脉络，激发人类不断地探索未知世界的热情。

《观影诊疗室：用电影治愈心灵》

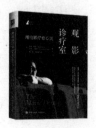

- 英国广受欢迎的情感类广播节目主持人、权威影评人倾情力作。
- 电影治疗师精心挑选出上百部电影佳作，帮你开启一段自我疗愈之旅。